Marie-Josée St-Pierre

Deuil, pardon et détachement...

Marie-Josée St-Pierre

Deuil, pardon et détachement...

Récit sur la résilience et des moyens utilisés afin de survivre à 27 ans de stress post-traumatique et des grands deuils

Experts

Impressum / Mentions légales
Bibliografische Information der Deutschen Nationalbibliothek: Die Deutsche Nationalbibliothek verzeichnet diese Publikation in der Deutschen Nationalbibliografie; detaillierte bibliografische Daten sind im Internet über http://dnb.d-nb.de abrufbar.
Alle in diesem Buch genannten Marken und Produktnamen unterliegen warenzeichen-, marken- oder patentrechtlichem Schutz bzw. sind Warenzeichen oder eingetragene Warenzeichen der jeweiligen Inhaber. Die Wiedergabe von Marken, Produktnamen, Gebrauchsnamen, Handelsnamen, Warenbezeichnungen u.s.w. in diesem Werk berechtigt auch ohne besondere Kennzeichnung nicht zu der Annahme, dass solche Namen im Sinne der Warenzeichen- und Markenschutzgesetzgebung als frei zu betrachten wären und daher von jedermann benutzt werden dürften.

Information bibliographique publiée par la Deutsche Nationalbibliothek: La Deutsche Nationalbibliothek inscrit cette publication à la Deutsche Nationalbibliografie; des données bibliographiques détaillées sont disponibles sur internet à l'adresse http://dnb.d-nb.de.
Toutes marques et noms de produits mentionnés dans ce livre demeurent sous la protection des marques, des marques déposées et des brevets, et sont des marques ou des marques déposées de leurs détenteurs respectifs. L'utilisation des marques, noms de produits, noms communs, noms commerciaux, descriptions de produits, etc, même sans qu'ils soient mentionnés de façon particulière dans ce livre ne signifie en aucune façon que ces noms peuvent être utilisés sans restriction à l'égard de la législation pour la protection des marques et des marques déposées et pourraient donc être utilisés par quiconque.

Coverbild / Photo de couverture: www.ingimage.com

Verlag / Editeur:
Éditions Vie
ist ein Imprint der / est une marque déposée de
OmniScriptum GmbH & Co. KG
Heinrich-Böcking-Str. 6-8, 66121 Saarbrücken, Deutschland / Allemagne
Email: info@editions-vie.com

Herstellung: siehe letzte Seite /
Impression: voir la dernière page
ISBN: 978-3-639-85261-5

Deuil, pardon et

Détachement...

Récit autobiographique

Marie-Josée St-Pierre

ISBN

Etc...

NE JETEZ JAMAIS UN LIVRE

La vie d'un livre commence à partir du moment où un arbre prend racine. Si vous ne désirez plus conserver ce livre, donnez-le. Il pourra ainsi prendre racine chez un autre lecteur.

Éloges de Carnets de tendresse

« Deuil, pardon et détachement... » est la version mise à jour de
« Carnets de tendresse » publié à compte d'auteur en novembre 2012.

Merci d'avoir partagé ce carnet avec nous. Il a fallu du courage et beaucoup de confiance en nous. J'ai été très touché par sa lecture. Comme tu le sais, la vie est une succession de hauts et de bas, de Oh ! et de Bah !. Tu t'en sors et c'est de la résilience, cette force qui nous recentre et nous pousse à avancer, plus fort, plus loin. Dans un domaine plus centré sur ce qui nous unit en ce moment, j'ai souvent pensé que la cohérence cardiaque pourrait s'appeler la résilience cardiaque aussi. Merci encore, Amicalement, David (Dr David O'Hare, spécialiste en cohérence cardiaque, auteur de « Maigrir », « Intuitions » et « Cohérence cardiaque 365 »)

« Bonjour Marie-Josée, Je vais commencer par te dire merci pour ton livre. Je dois avouer que je ne me souviens pas comment il m'est parvenu, mais avec tout ce que s'est passé ces derniers mois, je l'avais complètement oublié et il s'est retrouvé dans notre bibliothèque. Je suis tombée dessus il y a deux jours et je me suis mise à le lire toute... de suite. Je n'ai pas été capable de m'interrompre alors je l'ai terminé dans la nuit. Plusieurs choses m'ont plu. J'ai aimé apprendre à connaître l'hypersensibilité, je me suis imprégnée des citations que tu as incluses, mais j'avoue que le chapitre 14 m'a bouleversée un peu. Fascinant! J'ai aimé que tu donnes toutes sortes de "recettes" qui aident à cheminer. Je connais plusieurs mamans qui ont vécu le défi des cardiomyopathies congénitales et plusieurs ont souffert du syndrome du choc post-traumatique. Je n'en suis pas là, j'ai encore un peu d'adrénaline, mais ce n'est pas dit que ça n'arrivera pas (pas que je le souhaite, mais d'être aux aguets peut-être m'évitera de passer par là). De savoir que ton livre est comme une boîte à outils de trucs pour essayer de se sortir du marasme est rassurant. » Marie-Eve S., Halifax

« Un livre profondément humain, d'une grande authenticité. Par le partage de ses expériences de vie, de ses démarches, en toute transparence, Marie-Josée plante des graines d'espoir, de libération et de guérison dans le cœur de tous ceux pour qui ces carnets font échos à leur vérité profonde. Une magnifique inspiration pour tous ceux qui souhaitaient donner un sens à leur propre bagage, à leur propre histoire ! Bravo et Merci pour cette grande générosité ! » Annie Boulay, Sainte-Anne-des-Monts

« Bonjour Marie-Josée, j'ai terminé la lecture de ton livre... wow, un petit bijou ! Félicitations pour cette belle démarche personnelle, mais combien utile aussi pour les gens qui en font la lecture. Tu sais trouver les bons mots pour nous faire prendre conscience de plusieurs choses... Pour moi qui tente d'utiliser dans mon quotidien la pensée positive, cette lecture tombe à point ! Merci ! Je vais m'y référer dans le futur c'est certain, car j'ai apprécié toutes les pensées positives que tu y as incluses et aussi tous les outils que tu as partagés. C'est une bonne dose de vitamines ce lire, j'ai bien pu le dévorer très rapidement :) En plus de me permettre de te connaître davantage, ce livre me permettra d'avoir plus d'outils encore dans mon "coffre à outils de la vie". Chapeau ! Au plaisir de te revoir. » Anik Truchon, autrefois de Sainte-Anne-des-Monts

« J'aime ton récit Marie-Josée. Il aide à mieux se comprendre et à accepter les choses de la vie, d'être mieux outillés pour affronter les moins belles situations. Il permet de faire le tour de nous-mêmes, de suivre nos intuitions et de se faire confiance. C'est aidant et ton récit est à recommander. FÉLICITATIONS et remerciements. » Renèse Roy, Sainte-Anne-des-Monts

« Synchronicité : je relis à petites doses tes carnets, un petit bout chaque jour. Je décide ce matin de te faire un commentaire. J'arrive à l'ordi, j'ai un message de toi ! Les pages (78-79) me rejoignent vraiment. Mettre des mots sur vos maux... je le fais depuis quelques années et c'est libérateur. Tout comme toi, je le suggère. À bientôt Marie-Jo et longue vie à tes écrits ! » Pâquerette Sergerie, Sainte-Anne-des-Monts

« J'ai bien aimé ton livre! j'ai appris beaucoup et j'ai aussi trouvé des choses que je pensais déjà... qui m'ont pris du temps à apprendre. Cela aurait bien été utile d'avoir ton livre quand Janel est décédé ! Bon succès ! » Marie-Josée Fortier, Floride

« Allo Marie-Jo, Quand j'ai entendu dire que tu t'étais mise à l'écriture et que bientôt il y aurait un livre, ça ne m'a pas surpris, je sais de quoi tu es capable. À la sortie de ton livre, je me suis empressée de l'acheter. Je me suis mise à le lire à différentes fréquences et je le termine aujourd'hui. Même si tu penses connaître une personne, tu ne peux pas toujours imaginer ce qui l'habite vraiment au fond de son être profond. Il y a beaucoup de choses que je savais, mais j'ignorais que tu avais souffert comme ça en silence. J'ai appris à mieux te connaître, mon amie et ancienne collègue de travail. Aujourd'hui, après avoir lu ton livre je comprends mieux des réponses à des questions ou des invitations. Je te félicite et le mot est faible d'avoir eu ce courage

4

de te mettre à nu pour sauver ta peau, pour que ton moi intérieur et ton toi extérieur soient biens. Tu prends les moyens. Je te félicite pour tout cela. Merci pour les pensées positives, mais moi que je suis du genre très positive. Mon verre est toujours plein, jamais à moitié vide. Tu sais que sous cette carapace de crabe se cache une personne très sensible. Merci encore de partager de beaux et bons moments avec moi sur le chemin vers le bonheur un jour à la fois. Parce que si on ne prend pas le temps de vivre, on ne trouvera jamais le temps d'être heureux. Il faut être comme un jardinier et semer des graines sans se décourager. » Ton amie, Bérengère (Therrien), Sainte-Anne-des-Monts

« Je voulais te faire part de mes impressions suite à la lecture de ton livre Marie-Josée. Je trouve que ton livre s'avère très pertinent à lire pour la personne qui choisit de prendre ses responsabilités, qui souhaite se donner des pistes de réflexion et qui a développé le système d'accueil au préalable. Les proverbes, l'histoire de vie que tu nous partages généreusement, le ton employé pour le récit, la cohérence dont tu fais preuve dans tes propos mettent la table et servent l'accès d'une posture à adopter qui se veut mature, consciente et apprenante pour le cheminement de soi... Ton livre sera très précieux pour tous ceux et celles qui se choisissent et qui souhaitent continuer leur cheminement sans en avoir les outils. Ils y trouveront plein de bonnes pistes à exploiter. Je te remercie Marie-Josée de nous le partager avec tant de générosité et surtout autant d'amour. » Lucie Johanne Lévesque, psychosociologue professionnelle (accompagnatrice de changements), Sainte-Anne-des-Monts

Celle à qui j'ai donné la vie

Tout doucement, besoin d'amour pour soigner les blessures.
Tout simplement,
arrêter les minutes supplémentaires qui font de ma vie un enfer.
Je t'aime encore, mais comment?
Tout doucement, sortir de ton cœur sans faire de bruit.
Tout simplement, changer de peau,
oublier tous les avants,
fermer les yeux, pardonner, me sentir autrement.
Tout simplement, fermés pour cause de sentiments différents,
Dans nos cœurs, dans nos têtes.
Curieusement, les aiguilles tournent.
Ce n'est pas vraiment la solitude, mais la certitude
d'un sentiment indépendant de l'attitude.
Tout simplement,
fermés pour cause d'inventaire.
Sur la pointe du cœur, je tourne la page.
Tout simplement, choisir un nouveau livre d'images,
réapprendre à m'aimer autrement.
Tout simplement, une autre histoire dans un monde différent.
Tout simplement,
fermés pour cause de sentiments différents.
Reviendra peut-être dans un jour, un mois, un an, dix ans...

Je t'aime, m'man xxx

Inspiration : Chanson « Tout doucement »
de l'album « Le goût du bonheur » (2012)
d'Émilie Lévesque

Préliminaires

Si votre cœur est fermé,

si votre vie ressemble à un tourbillon et que n'avez pas vraiment de changement,

si, pour vous, la spiritualité ne fait pas partie de vos priorités,

si vous ne croyez pas aux phénomènes de synchronicité, en une vie après la vie, à un Être supérieur,

si les personnes vraies et authentiques vous dérangent,

si vous ne ressentez pas le besoin d'évoluer,

je vous conseille de refermer ce livre et d'aller le déposer sur la table d'un café, là où l'Univers se chargera de le mettre entre les mains de la personne à qui il fera du bien. Je vous en remercie...

Mais au contraire,

si votre cœur est ouvert,

si les personnes vraies et authentiques vous attirent,

si tout va trop vite et que vous avez le goût de ralentir le rythme,

si, pour vous, une vie spirituelle est essentielle et fait partie de votre quotidien,

si vous acceptez comme vraie la notion de la présence d'un Être supérieur,

si vous croyez aux synchronicités,

si vous ressentez le besoin d'évoluer dans cette vie-ci,

si vous avez le goût de passer de bons moments...

Alors, installez-vous confortablement, tournez la page...

Note :   La forme masculine est utilisée pour alléger le texte
         Anonyme indique que la source provient de mes archives
         Les mots suivis d'un astérisque(*) ont leur définition dans le lexique.

Le début de l'aventure

On dit que se présentent dans notre vie les épreuves que nous sommes capables de traverser; que cette vie est faite de tests, de leçons. Avons-nous le choix d'accueillir les vagues? Pendant longtemps, j'ai entendu la phrase : « C'est comme ça, on n'a pas le choix... » Mais à l'intérieur de moi, ces mots sonnaient faux.

Nous avons le choix de la façon de traverser ces vagues, ces tempêtes. Nous pouvons être victimes, ou devenir responsables de sa vie. Lors d'une épreuve, nous avons le choix d'en mourir ou d'y survivre. Devant l'échec, de s'aimer ou de se détruire. Face aux imprévus, on possède la liberté d'en rire ou d'en pleurer. Dans l'adversité, on a le choix de pardonner ou de culpabiliser. Devant une décision, on a le pouvoir d'agir ou de demeurer immobile. Mais par-dessus tout, la liberté de rester une victime ou de partir pour se rebâtir.

Au cours des dernières années, j'ai dû prendre des décisions importantes : entre autres, mettre un terme à une relation amoureuse de dix ans devenue malsaine, vendre ma maison, étant seule à assumer les responsabilités, faire euthanasier mes deux animaux de compagnie, m'éloigner de ma famille, renoncer à mes cheveux longs et colorés. Et finalement, à la suite d'une prise de conscience concernant mon travail qui ne me convenait plus, j'ai quitté mon emploi pour vivre mon authenticité.

Vous devinez que j'ai eu à vivre beaucoup de deuils à la suite à ces choix. Celui que je faisais par ces actions était de me choisir. J'ai pris la décision de m'aimer et d'être moi-même sans me sentir coupable. C'est le plus beau cadeau que je pouvais m'offrir, soit d'avoir fait des choix conscients et de les assumer pour me sentir en paix une fois la tempête passée. J'ai décidé de laisser derrière moi des responsabilités inutiles, de la bouderie, des contraintes et des jugements destructeurs avant que ma santé mentale et physique ne soit trop atteinte. Et d'avancer vers ce que je suis vraiment.

Vous amorcez en ce moment la lecture des textes qui découlent d'une période difficile. Ces écrits se devaient d'être thérapeutiques au départ, mais ils ont pris un chemin différent. Ce n'est pas seulement cet épisode de ma vie qui a été éprouvant. Ma venue au monde, avec toutes les mémoires* que je porte, la blessure d'abandon* (rejet), le complexe du survivant*, le stress post-traumatique* et divers événements m'amènent à vivre des deuils qui font de moi une femme en constante recherche de bien-être. J'ai finalement trouvé une route plus paisible. C'est ce qui m'a amenée à laisser en héritage ce que vous tenez entre vos mains en ce moment.

> **« Le chagrin regarde en arrière, l'inquiétude regarde de tous côtés,**
> **et la foi regarde vers le haut. »** Anonyme

Le choix des textes à publier a été fait dans le seul but d'apprendre à celles et ceux qui les liront que la vie amène de vagues et de mouvements constants. À travers toutes les situations qui se présentent, nous avons la force intérieure d'y faire face. Nous sommes au bon endroit, au bon moment afin de vivre ce qui est. C'est avec un cœur ouvert que nous prenons les meilleures décisions pour soi. La paix qui apparaît alors se reflète sur les gens qui veulent bien l'accueillir en eux. Encore là, c'est une question de choix...

Je vous avoue que dans mon processus d'écriture, l'idée m'est venue que si ma vie devait se terminer aujourd'hui, ces carnets de tendresse seraient la chose que j'aimerais offrir aux personnes qui ont fait partie de ma vie et à toutes celles qui trouveront plaisir, réconfort et espoir à les lire.

À mesure que je partageais mes textes à mes amis, je recevais des commentaires très positifs qui me rassuraient. La plupart me conseillaient de poursuivre. Je pouvais enfin développer ce talent, cette belle mémoire que je porte en moi. Chaque mot de mes textes est pensé, chaque phrase a sa raison d'être, chaque émotion est exprimée avec les mots du cœur. Je me suis souvent sentie coupable et différente par rapport aux personnes qui recevaient mes textes autrement qu'avec cette ouverture du cœur. Mes écrits peuvent être apaisants ou dérangeants, j'en suis consciente, selon l'état de la personne qui les reçoit. Je suis également consciente que les mots, les idées, les opinions contenus dans ce livre seront interprétés positivement ou négativement selon vos croyances, vos mémoires* et vos perceptions. Donc, tout est relatif. Ne retenez que le positif qui vous servira à poursuivre votre route. Lorsque j'ai compris cet état de fait, j'ai pu laisser aller mon inspiration et mes doigts sur le clavier.

Plusieurs textes faisant partie de mes écrits thérapeutiques n'ont pas été édités par respect pour les gens concernés. Toutes ces personnes sont humaines, comme je le suis également. Je préfère miser sur l'aspect positif de ma démarche au moment présent, car hier n'est plus et demain est encore loin...

Voici mon héritage, avec tout mon amour...

Marie-Josée

« Le succès est une décision. Décidez de ce que vous ferez de votre vie, sinon quelqu'un d'autre le fera pour vous. » John Atkinson

Carnet 1
Je suis encore là

J'ouvre les yeux en étant certaine que je suis dans un autre monde, que j'ai quitté la terre. Je respire péniblement et bruyamment. Je suis étendue sur une table au milieu d'une pièce froide, trop éclairée et toute verte. Des personnes habillées de vêtements verts aussi et masquées courent partout. Qu'est-ce qui se passe? Je me sens agitée. Je ressens la panique. Aidez-moi à respirer! Je veux reprendre mon souffle! J'ai des haut-le-cœur provoqués par cette difficulté à respirer, mais aussi par une odeur tellement forte. Mon conjoint passe la porte rapidement et s'approche de moi. Ça me rassure d'avoir près de moi une personne familière enfin, mais il semble désemparé. On me met un masque sur le nez et la bouche, sûrement pour m'aider à respirer. Je suis amenée sur un autre étage. À voir l'expression des gens qui me transportent et ceux que nous croisons, je constate que c'est moi qui dégage cette forte senteur, soit une odeur de fumée toxique.

Une fois installée aux soins intensifs, des membres de ma famille et du personnel hospitalier, policiers, journalistes viennent près de moi à tour de rôle, me regardent avec tristesse sans dire un mot et repartent après quelques secondes. Encore là, la seule chose que je peux faire c'est de chercher mon souffle et d'essayer de vomir ce qui m'empêche de respirer. Mais ce n'est que de la salive noire qui sort de ma bouche.

Me plonger dans un bain me ferait tellement de bien pour nettoyer la couche noire que j'ai sur ma peau, le sang de mes blessures, cette fumée dans mes poumons et ma gorge et toutes les peurs logées dans mon corps émotionnel qui seront dorénavant en moi.

Dix-neuf octobre 1986, dans une pharmacie à Sainte-Anne-des-Monts en Haute-Gaspésie. Je suis une survivante d'un incendie qui s'est déclaré à mon lieu de travail. Six personnes y ont laissé leur vie, soit trois femmes et trois enfants. Quelques secondes ont suffi pour tout changer de ma vie, de la vie des familles des personnes décédées.

Des grésillements au-dessus de nos têtes, les tuiles du plafond qui se soulèvent laissant descendre rapidement un nuage noir d'une fumée épaisse qui nous engloutit. En ce dimanche, aux environs de 13 h 30, je suis à mon poste au laboratoire à l'arrière de la pharmacie. Le temps de courir à l'avant dans l'espoir d'aller à l'extérieur, nous ne voyons plus rien. À ce moment, il est impossible de sortir. À la suite d'un impact, la porte est coincée. J'entends des quintes de toux. Je suis devant la vitrine et, dans ma tête, je dis adieu à mon monde, je m'écrase, je meurs. C'est terminé.

Après la tragédie, j'ai appris que des gens qui se trouvaient dans le stationnement de la pharmacie ont vu ma main et mon bras vêtu de blanc descendre et laisser une trace dans la vitrine devenue opaque. Des briques ont été lancées et j'ai eu la chance d'être sortie et transportée à l'hôpital en voiture sans que mes sauveurs me reconnaissent en raison de la couche de suie dont j'étais recouverte. Une gentille dame avait pris soin de dégager mes narines.

Vingt-quatre ans plus tard, j'écris ces mots et je ressens encore les haut-le-cœur et une difficulté à respirer. Et je sanglote, probablement ce qui n'a pas été pleuré à ce moment-là. C'est la première fois que je mets cet événement sur papier et c'est une libération, une thérapie. À cette époque, j'ai mis ces moments tragiques dans un petit tiroir dans ma tête et je l'ai bien refermé. Mais un tel événement laisse des traces, des mémoires et des souvenirs, et change la façon d'être et de penser. Encore aujourd'hui, j'ai sur mon corps les cicatrices des blessures physiques. J'ai à la gorge l'émotion de peur d'être dans un endroit clos et de ne pas pouvoir en sortir.

Pourquoi ai-je survécu et non pas France, Martine, Karine, Lise, Mélanie ou Nadia? Je sais aujourd'hui que mon plan de vie me permettait de poursuivre ma vie ; cet événement en faisait partie. Si je ne suis pas morte, c'est que j'avais encore des leçons à tirer de la vie. J'avais à mettre au monde une fille. J'avais à donner et à recevoir. Avec les gens qui m'entourent, j'apprends tous les jours à partager, à aimer, à vivre la compassion, l'empathie. Et tout ça me nourrit spirituellement.

Depuis quelques mois, le goût d'écrire me vient souvent à l'esprit. Je reprends ici une phrase de Sonia Choquette : « *Si Dieu te donne une idée, il mettra tout sur ton chemin pour la réaliser.* » Mais écrire quoi, comment? Ce soir, en ce 31 décembre 2010, je m'installe et laisse aller ma plume. C'est un début. Ça me mènera sûrement quelque part. On verra bien... Peut-être que l'effet thérapeutique ne sera pas négligeable pour peaufiner mes cicatrices. Si ce n'est que cet aspect qui en ressort, c'est déjà beaucoup !

> « Tout le monde savait que c'était impossible à faire.
> Puis un jour quelqu'un est arrivé, qui ne le savait pas, et il l'a fait. »
> Winston Churchill

Oui, ce soir, j'ai le goût de débuter avec l'événement important de ma vie. Il fera toujours partie de mes souvenirs et de mon bagage puisque je suis encore là.

Aujourd'hui, mes amis vous diront que ma vie est tumultueuse et remplie de rebondissements. J'affirme aussi qu'elle est mouvementée, épuisante bien des fois, mais combien riche en expériences qui me font grandir! J'ai connu des périodes de souffrance, de deuil, de déception, de colère, de peine, d'angoisse. J'ai néanmoins la chance d'avoir le courage, la détermination et la lumière en moi qui me permettent de me dépasser. Je me considère chanceuse d'avoir pu compter sur l'accompagnement de plusieurs personnes sans lesquelles certaines périodes auraient été encore plus pénibles. Ces âmes sœurs sont des cadeaux de la vie.

Sur ma route se sont présentés des outils et des moyens qui m'ont permis de me recentrer et de rester convergente lors de moments sombres : le EFT, les mouvements d'éveil corporel, la méditation, la prière, les phrases d'intention (physique quantique), la créativité, l'art-thérapie*, les périodes de solitude ont été des bouées de sauvetage. Lors de moments d'éparpillement et de divergence, je devais m'accrocher à ces valeurs profondes et croire en moi. Savoir écouter ma petite voix, mon intuition fait une différence énorme quand je sens mon côté sombre tout proche.

« La vie n'est pas d'attendre que les orages passent,
c'est d'apprendre à danser sous la pluie. » Anonyme

Quelle épreuve majeure avez-vous vécue que vous pourriez qualifier de tournant dans votre vie ?

Suggestion de lecture
« Accomplir sa mission »
Dan Millma

Carnet 2
Spirituellement vôtre...

«Accroche-toi à quelque chose Hélène. Tu sais que tu n'es pas toute seule. N'arrête pas de prier. Tu le sais que ça marche, que ça t'a déjà aidée à avoir du courage. Tu as vécu d'autres grosses épreuves et tu as passé à travers. Moi aussi, je prie pour toi. » Cette amie est à Montréal auprès de son garçon qui vient d'être opéré au cerveau pour une troisième fois.

Je prépare ma collation et j'ai le sentiment que je dois parler à Hélène tout de suite, car elle a besoin de moi. Et le téléphone sonne. C'est elle. Elle a sa petite voix des moments où elle ne va pas bien. Suite à l'opération, son fils a des séquelles. La journée s'annonce difficile. Elle a besoin de parler à quelqu'un. Je suis contente d'être cette personne et de lui apporter un peu de réconfort.

Quelques heures après notre conversation, son fils est en convulsions. Hélène est dans le corridor de l'hôpital, n'en pouvant plus de le voir souffrir. Un infirmier lui remet une petite chose. Il lui dit qu'il vient de la trouver dans le dossier de Sébastien. Ce dernier l'avait sur lui lors de l'opération. Cette chose est un petit Ange en or. Hélène le tient dans sa main. Elle comprend qu'elle n'est pas seule.

Elle m'a téléphoné le lendemain pour me raconter cet événement. D'où vient cet Ange? Son fils n'a jamais eu d'Ange sur lui... Elle me dit que, dès qu'elle a serré ce petit objet dans sa main, elle a senti le courage en elle pour continuer. La journée et la nuit ont été atroces et son fils a dû être finalement plongé dans un coma artificiel.

Le temps passe et elle me surprend encore par sa force et son courage alors qu'elle me donne des nouvelles; son fils va mieux et tout suit son cours. Je suis contente d'entendre la voix d'Hélène. Elle me dit être très fatiguée, mais que la force qui l'habite l'aide à garder une énergie positive.

J'ai mis du temps à parler ouvertement, et encore aujourd'hui, de mon intérêt pour les Anges. Selon moi, les gens qui s'y adonnaient faisaient partie d'une secte ou d'un monde à part. Ma vie spirituelle est importante et est une des raisons pour lesquelles je garde un équilibre vital. Mais, par mes croyances, je ne voulais pas être étiquetée à aucun mouvement religieux ou autres. Car déjà que certains de mes proches me trouvent « différente »! Ma vie spirituelle se compose de divers aspects que je découvre au fil du temps et qui répondent à mes besoins. Le monde des Anges ne fait pas partie d'une religion, mais d'une vie spirituelle accessible à tous.

En février 2010, j'ai commencé à lire les écrits de Mme Joane Flansberry et à mettre en pratique les prières et les neuvaines proposées. Un mois plus tard, ma vie prenait un tournant qui a débuté par ma rencontre avec Christian Boudreau suivie de l'événement concernant ma mère décédée cinq ans auparavant (carnet 13).

Par la suite sont survenus plusieurs autres événements qui correspondaient aux demandes faites dans mes prières pour une vie meilleure et des libérations. Sont arrivés la rupture avec mon amoureux, le décès de mon chien, la vente de ma maison, le départ de ma chienne, des choix conscients par rapport aux relations avec ma famille, un autre déménagement, me départir de mes cheveux longs et colorés et devenir naturelle, des choix au niveau professionnel, etc. Tous ces événements déstabilisants pour la personne hypersensible que je suis se sont produits sur une période de trois ans. Donc, vous aurez compris que j'ai dû vivre des deuils, de la souffrance morale pendant ces années. Beaucoup de tests que la Vie mettait sur mon chemin. Beaucoup de leçons de lâcher-prise*.

À mes Anges, j'avais demandé la paix intérieure et l'Univers s'est empressé de me répondre et de mettre tout en œuvre pour me l'apporter. Je constatais la puissance du monde angélique car, à travers ces épreuves, je me découvrais une force que je n'avais jamais soupçonnée avoir en moi. Cette paix, cette force et ce courage, je les demandais dans mes prières et, encore là, l'Univers se chargeait de me les procurer. Les bonnes personnes, les bons outils, l'abondance sous toutes ses formes étaient là. Je n'avais qu'à laisser mon cœur ouvert et à les accueillir. Des synchronicités* se sont produites pour me faire comprendre que je ne suis jamais seule, malgré la solitude qui se devait d'être nécessaire pour prendre soin de moi. C'est aujourd'hui, à écrire ces lignes de mon récit sur lequel je travaille plus intensivement ces dernières semaines, que je prends conscience de la ténacité que j'ai eue pour traverser ces épreuves. Jamais il ne m'est venu à l'idée d'en finir avec la vie, alors que j'aurais eu des raisons de le faire très souvent.

Avec le recul, je constate que j'étais soutenue par quelque chose de plus grand que moi. Même dans les moments sombres, après m'être apitoyée sur mon sort quelques heures, je réussissais toujours à me relever pour continuer d'avancer tout en me demandant comment je faisais pour rester vivante et équilibrée. Il faut dire que, même là, je n'ai jamais cessé de prier mon Être supérieur et mes Anges. Et dans les pires moments, je le faisais même plus intensément. J'ai toujours senti que j'étais entendue, car tout arrivait pour le meilleur au bon moment et j'avais la vitalité de poursuivre.

Dans toutes mes lectures et mes recherches pour parfaire mes connaissances sur les Anges, j'ai appris et surtout constaté avec mes expériences que ces derniers se manifestent par les synchronicités* et que le hasard n'existe pas. Tellement de situations loufoques se sont produites dans ma vie pour affirmer que je crois fermement aux synchronicités*. Nous sommes guidés vers le meilleur dès que nous faisons appel à nos Anges. Notre cœur s'ouvre et nous laissons agir. C'est ce qu'on appelle avoir la foi. Avoir la foi et pratiquer la gratitude, soit remercier pour tout ce que nous possédons. Tel est le secret pour une vie d'abondance. Tous les matins, je commande de vivre en harmonie avec mes besoins et je vis effectivement une belle journée avec les personnes, le temps, l'argent, l'amour, le travail dont j'ai besoin. Je coexiste avec mes besoins, mes peurs et mes doutes selon la loi d'attraction.

Si vous croyez que vos prières n'ont pas été entendues ou que le résultat se fait attendre, c'est tout simplement que votre requête ne correspond pas à votre plan de vie ou à celui des personnes concernées. Votre prière ne sera peut-être pas exaucée comme vous le souhaitez, mais elle sera prise en considération et vous recevrez ce qui est le meilleur pour vous au bon moment. Il faut donc lâcher prise sur la forme et le résultat. Vous recevrez les réponses à vos prières par une situation, une synchronicité*, mais surtout en laissant votre cœur vous guider. Laissez aller votre mental sinon vous ne pourrez sentir ce que votre Ange vous transmet. Vous aurez peut-être le goût de poser un geste, de vous rendre à un endroit, de faire un appel téléphonique à une personne, de changer de trajet pour aller au travail. Ces actions amèneront de nouvelles situations et la réponse sera peut-être là. Écoutez donc votre cœur, votre intuition, vos élans et non votre tête et votre mental.

> **« Ma définition du succès est la suivante : le pouvoir qui permet d'acquérir ce que l'on attend de la vie sans violer les droits des autres. »**
> Andrew Carnegie

Je vous partage une belle réflexion. L'électricité est là, à notre service. Regardez une prise de courant. C'est une petite chose, mais c'est une puissante source d'énergie que l'on utilise au besoin. Cette image est aussi celle du pouvoir des Anges. Il suffit de demander, ils n'attendent que nos prières pour être là, pour nous répondre et veiller sur nous. Demandez et vous serez entendu. Demandez et vous recevrez. C'est leur mission. Plus nous demandons leur aide, plus ils sont heureux. Plus nous les remercions, plus ils sont présents.

> **« Prenez garde à ce que vous souhaitez... vous pourriez l'obtenir! »**
> Film « Mange, prie, aime »

Quelles sont vos croyances ? Religieuses, spirituelles...

Suggestion de lecture
« Comment parler aux anges? »
Un guide pratique
Lucinda M. Gabriel, Le Dauphin blanc

Carnet 3
Des portes se ferment, des portes s'ouvrent...

Nous avançons sur le chemin de la vie en même temps que les saisons, dans le mouvement des cycles. Des personnes se présentent sur notre route pour nous assister à travers une épreuve, offrir aide et support, nous soutenir émotionnellement ou spirituellement. Ces situations peuvent se vivre réciproquement. Elles sont là pour partager, nous faire grandir et nous permettre de vivre de nouvelles expériences.

Mais un jour, il arrive que la porte se referme par un décès, un divorce, une séparation, un différend. Même si cela peut être difficile, nous devons réaliser, à ce moment-là, que la mission de cette personne auprès de nous est terminée. La vie est comme un livre; il faut tourner les pages pour avancer et parfois se résoudre à finir un chapitre que l'on a adoré.

Le 22 juillet 1995, je perdais mon frère Sébastien alors âgé de 24 ans. Il est décédé subitement d'un infarctus. Un choc, vous en conviendrez! Mon premier deuil significatif. Sébastien était un tendre, une belle âme remplie de sagesse qui a passé dans ma vie. Sa mission parmi nous était terminée. C'est grâce à lui que j'ai commencé à m'intéresser au pouvoir de l'intention, à la loi d'attraction. Il avait lu un livre de Joseph Murphy à l'époque et il me l'avait prêté pour que je le lise aussi. Il a semé des graines autour de lui avant de nous quitter. Pendant sa courte vie, il a réalisé beaucoup de rêves. Sébastien a également été mis sur notre route, ma famille et moi, pour éveiller certains, accompagner d'autres, supporter plusieurs. Mais dans le cœur de toutes ces personnes, il a laissé un doux souvenir impérissable. Il était un être sensible, malgré son physique imposant. Oui, une âme remplie de sagesse. Je t'aime Sébastien. Merci d'être passé dans ma vie.

« Nous voulons tous que les choses restent les mêmes. Se résoudre à rester malheureux par peur du changement, par peur que les choses tombent en ruine...

La ruine est un cadeau, la ruine est la voie vers la transformation.

Nous devons toujours être prêts à des vagues de transformation sans fin... »

Film « Mange, prie, aime »

Comment vivez-vous ou avez-vous vécu vos deuils ?

Suggestion de lecture
« Ma vie après ta mort»
Marjolaine Caron, Éditions Marjolaine Caron

Carnet 4
Les 7 lois spirituelles du succès
par Deepak Chopra

Deepak Chopra, docteur indien, est connu comme étant un pionnier dans le domaine de la médecine du corps et de l'esprit. Il est aussi celui qui a popularisé « Les 7 lois spirituelles de succès » pour atteindre la maîtrise de soi et développer sa part de divin. Si vous avez des doutes, dîtes-vous que cela doit marcher puisque Deepak Chopra a eu lui-même un succès mondial à tous les niveaux. Il suggère de consacrer chaque jour de la semaine un moment pour la méditation et de se focaliser sur une loi : le dimanche la première loi, le lundi la deuxième loi et ainsi de suite jusqu'au samedi qui est dédié à la dernière loi.

Première Loi : Loi de Pure Potentialité
Cette Loi se met en œuvre en prenant les décisions suivantes :
- Adopter l'habitude de méditer seul au moins deux fois par jour pendant 30 minutes à chaque fois.
- Se donner le temps tous les jours de communiquer avec la Nature et de témoigner silencieusement de l'intelligence présente en toute chose vivante.
- Pratiquer le non-jugement. Commencer la journée par cette résolution : "Aujourd'hui, je ne jugerai rien de ce qui arrivera" et s'y tenir.

Deuxième Loi : Loi du Don
Cette Loi se met en œuvre en prenant les décisions suivantes :
- Prendre l'habitude de donner quelque chose à toutes les personnes que l'on rencontre. Ce peut être un don matériel (objet, argent...) ou spirituel (sourire, prière...).

- Accepter avec gratitude tous les dons que l'on reçoit. Il peut s'agir de ceux de la Nature (lumière du soleil, chant des oiseaux, pluie d'automne) mais aussi des présents que d'autres personnes nous offrent, que ceux-ci aient une forme matérielle comme l'argent ou spirituelle tels un compliment ou une prière.
- Prendre l'habitude de protéger la circulation de la richesse dans sa vie en donnant et en recevant les biens les plus précieux de l'existence : l'attention, l'affection, le respect et l'amour.

Troisième Loi : Loi du Karma ou Loi de cause à effet

Cette Loi se met en œuvre en prenant les décisions suivantes :

- Prendre l'habitude d'être témoin de ses choix. Le meilleur moyen de préparer le futur est en effet d'être totalement conscient du présent.
- Chaque fois que l'on doit prendre une décision se poser les deux questions suivantes : "Quelles sont les conséquences du choix que je suis en train de faire ?" et "Apportera t-il satisfaction et bonheur à moi-même comme à tous ceux qui en seront affectés ?"
- Écouter les réactions de son corps. Si le choix que l'on s'apprête à faire apporte du confort alors on pourra s'y abandonner. Dans le cas contraire, il est nécessaire de réexaminer les conséquences de son action.

Quatrième Loi : Loi du moindre effort

Cette Loi se met en œuvre en prenant les décisions suivantes :

- Pratiquer l'abandon. Accepter les personnes, les évènements, les circonstances et les situations comme elles se présentent. Accepter les choses comme elles sont et non comme nous voudrions qu'elles soient.
- Assumer la responsabilité de notre situation en face de tous les évènements que nous considérons comme des problèmes. Ne blâmer personne, y compris nous-mêmes. Prendre conscience que toute difficulté constitue une opportunité déguisée.

- Abandonner notre besoin de défendre notre perception. Rester ouvert à tous les points de vue sans chercher à s'attacher à un d'entre eux.

Cinquième Loi : Loi de l'Intention et du Désir

Cette Loi se met en œuvre en prenant les décisions suivantes :

- Établir une liste de tous ses désirs et se la remémorer régulièrement, notamment le soir avant de se coucher et le matin au réveil.
- Confier ses désirs à la matrice de la création. Prendre conscience que si les choses ne se présentent pas comme prévu, c'est qu'il y a une raison à cela.
- Prendre l'habitude de pratiquer la conscience du moment présent. Accepter ce présent comme il vient et créer la manifestation du futur par son attention et ses désirs les plus profonds et les plus chers.

Sixième Loi : Loi du détachement

Cette Loi se met en œuvre en prenant les décisions suivantes :

- Adopter l'habitude d'offrir à soi-même comme à autrui la liberté d'être ce que l'on est. En ne cherchant pas une solution à ses problèmes, on évitera de s'en créer d'autres. Participer à tout avec un engagement détaché.
- Accepter l'incertain parce que c'est le seul chemin vers la liberté.
- Prendre l'habitude d'entrer dans le champ de tous les possibles et anticiper le bonheur de rester ouvert à une infinité de choix.

Septième Loi : Loi du Dharma ou but de la vie

Cette Loi se met en œuvre en prenant les décisions suivantes :

- Prendre l'habitude de nourrir avec amour le ou la déesse qui vit au plus profond de son âme.
- Établir une liste de ses talents particuliers, ce que l'on aime faire.
- Se poser chaque jour les deux questions suivantes : "Comment puis-je aider ?" "Comment puis-je servir ?"

Conseil de Deepak Chopra

La méditation Chopra pratique la méditation transcendantale, fondée sur la répétition d'un " mantra " (un mot, une phrase) pour canaliser le flux des pensées. Pour les débutants, il conseille de s'entraîner en se concentrant plutôt sur sa respiration afin de " vider " son esprit. A raison d'une fois par jour pendant dix minutes, cet exercice diminue anxiété et stress, développe mémoire et créativité.

Quelle(s) Loi(s) désirez-vous adopter pour votre évolution ?

Carnet 5
Je suis unique, vous aussi

Vous savez que nous avons tout un regard différent sur la vie? Vous avez vos préférences, vos perceptions, vos mémoires, vos croyances, vos valeurs profondes et votre interprétation du monde.

Vous avez été élevé dans des circonstances distinctes et selon des principes différents. Vous avez chacun une manière d'aborder et de résoudre les conflits. Chacun de vous possède sa propre échelle de valeurs, et vous trouvez presque toujours des failles dans le raisonnement ou le comportement des autres. En général, vous êtes capable de légitimer votre perception des choses en vous appuyant sur des exemples qui vous donnent raison. Ainsi, votre façon de voir l'existence vous semble toujours logique et incontestable…

Votre conjoint, vos enfants, vos amis, vos voisins – et les autres – sont également convaincus de la justesse de leurs opinions! Vous pouvez parier sans risque de vous tromper que les personnes de votre entourage ne comprendront pas pourquoi vous avez une autre optique. Ils sont même persuadés que, si vous vous rendiez à leurs arguments, tout serait tellement plus simple !

Puisque vous êtes conscients de cette diversité, comment expliquer, dès lors, que vous soyez tellement agacé par vos désaccords ? Pourquoi êtes-vous si prompts à vous fâcher quand une personne que vous connaissez ou que vous aimez exprime une vue éloignée de la vôtre ? Quand elle interprète un événement de manière autre, ou quand elle nous donne tort ?

La réponse à ces questions est simple : vous oubliez que nous évoluons tous, sur le plan psychologique, dans des chemins différents. L'interprétation de la vie et des événements extérieurs a été influencée par des facteurs absolument uniques.

Les expériences vécues dans votre enfance comme dans votre existence actuelle ont été et sont et seront toujours différentes de celles des autres. Si bien que votre regard est légèrement « décalé ». Un incident qui vous indispose pourra nous sembler parfaitement insignifiant – et vice versa.

Le meilleur moyen pour ne plus s'irriter de ces discordances, c'est sans doute de se rappeler que la richesse de l'humanité réside précisément dans ce chatoiement subtil. Au lieu de vous en étonner, accueillez-le avec émerveillement. Au lieu de monter sur vos grands chevaux quand une personne vous contredit, essayez de vous répéter : « Bien sûr, c'est normal, elle voit les choses autrement. » Ne vous sentez plus agressé quand votre interprétation d'un événement ne correspond pas à celle de votre interlocuteur : remerciez plutôt le ciel dans les rares occasions où vos points de vue se rencontrent.

Accepter les différences ne signifie pas que votre choix soit négligeable, seulement que vous n'avez pas à vous sentir frustré par la contradiction. Dans certains cas, vous tiendrez même à rester ferme sur vos positions, et c'est votre droit le plus strict. Mais vous pouvez le faire dans le respect sincère des opinions adverses. Vous vous épargnerez ainsi une dose de stress et un bon nombre de disputes potentielles.

Très souvent, votre interlocuteur percevra cette volonté de conciliation et se montrera aussi moins agressif envers vous. Qui plus est, vous allez vous découvrir un intérêt plus vif pour les avis différents, ce qui vous rendra d'une compagnie plus agréable. Vous apprendrez à faire briller vos interlocuteurs et vous vous montrerez aussi sous votre meilleur jour ! Tout le monde sera gagnant.

Ce simple changement de perspective a consolidé bien des couples, des amitiés et des relations familiales. C'est une stratégie qui rend la vie plus attrayante. Vous auriez tort de vous en priver. À partir d'aujourd'hui, acceptez les différences à bras ouverts. Il n'y a que le premier pas qui coûte.

Inspiration : Richard Carlson

Carnet 6
Les 4 accords toltèques

Les 4 accords toltèques sont un « Code de conduite » qui permet d'appréhender le monde sereinement et de façon plus saine. Ce sont des mantras pleins de bon sens, mais surtout d'une très grande puissance.

Premier accord : Que votre parole soit impeccable

Parlez avec intégrité, ne dites que ce que vous pensez. N'utilisez pas la parole contre vous-même, ni pour médire sur autrui.

Les mots, c'est de la magie et nous utilisons cette magie sans retenue, sans aucune conscience du poison que nous distillons. La parole est comme une graine que l'on sème dans la pensée de l'homme. Chaque critique que l'on fait, chaque jugement que l'on pose à l'égard d'autrui sont comme un sort que l'on jette. La médisance est la pire magie noire, parce que c'est du poison pur... Combien de vies brisées, d'estimes de soi détruites avec des phrases assassines...

En ayant conscience de cela et en faisant attention à nos paroles, nous pouvons distiller du bonheur, de l'amour et manifester de la merveilleuse magie dans notre vie et dans la vie des autres...

Deuxième accord : Quoi qu'il arrive, n'en faites pas une affaire personnelle

Ce que les autres disent et font n'est qu'une projection de leur propre réalité, de leur rêve. Lorsque vous êtes immunisé contre cela, vous n'êtes plus victime de souffrances inutiles.

Vous faites une affaire personnelle de ce qui vous est dit parce que vous y donnez votre accord. Dès lors, le poison s'infiltre en vous et vous êtes piégés dans l'enfer. Vous n'êtes aucunement responsable de ce que les autres font ou pensent. Cela dépend seulement des accords qu'ils ont conclus dans leur esprit.

Quand vous aurez pris l'habitude de ne jamais faire une affaire personnelle de ce qui vous arrive, vous éviterez de nombreux problèmes dans votre vie. Votre colère, votre jalousie et votre envie disparaîtront, et même votre tristesse s'en ira... Vous découvrirez que rien ne peut plus vous replonger en enfer, car vous serez immunisés contre tout poison émotionnel, et par là, vous retrouverez votre liberté d'être.

Le troisième accord : Ne faites pas de suppositions

Ayez le courage de poser des questions et d'exprimer vos vrais désirs. Communiquez clairement avec les autres pour éviter tristesse, malentendus et drames.

Nous avons tendance à faire des suppositions à propos de tout ce que les autres font ou pensent. Le problème est que nous croyons après qu'elles sont vérité et nous en faisons une affaire personnelle. Nous leur en voulons et nous leur communiquons du poison émotionnel par nos propos ou nos pensées. Bref, nous finissons par créer des situations difficiles et regrettables.

Toute la tristesse et les drames auxquels vous avez été confrontés dans votre vie proviennent de cette habitude de faire des suppositions, de prêter des intentions à autrui et de prendre les choses personnellement. Il vaut toujours mieux poser des questions que de faire des suppositions, parce qu'elles nous programment à souffrir.

Le quatrième accord : Faites toujours de votre mieux

Votre mieux change d'instant en instant, quelles que soient les circonstances, faites simplement de votre mieux, et vous éviterez de vous juger, de vous culpabiliser et d'avoir des regrets.

Quelles que soient les circonstances faites toujours de votre mieux, ni plus, ni moins. Lorsque vous en faites trop, vous vous videz de votre énergie et vous agissez contre vous-même. Il vous faut donc plus de temps pour atteindre votre but. Par contre, si vous ne faites pas de votre mieux, vous vous exposez aux frustrations, aux jugements personnels, à la culpabilité et aux regrets.

Faites donc simplement de votre mieux, quelles que soient les circonstances de votre vie. Peu importe que vous soyez fatigués ou malades, si vous faites toujours de votre mieux, il vous est impossible de vous juger. Et si vous ne vous jugez pas, il n'est pas possible de subir la culpabilité, la honte et l'autopunition.

Cinquième accord : Soyez sceptique, mais apprenez à écouter
Cet accord nous invite à utiliser la force du doute pour remettre en question tout ce que nous entendons, et donc à être attentif afin d'entendre et comprendre le véritable message!

Rien que cet accord nous amène à réfléchir sur l'attention et la force de recherche, le sens des mots et surtout sans la charge du passé et des émotions.
Cet accord résonne en moi avec cette signification "Est-ce que j'écoute de façon automatique et conditionnée, ou j'écoute avec mon cœur et avec détachement?"

Inspiration : Sites Web « 4 accords toltèques »

Carnet 7
Je suis différente

« Faites le premier pas avec foi, vous n'avez pas à voir
tout l'escalier, juste la première marche. »
Martin Luther King

Qui es-tu Marie-Josée St-Pierre? Je suis une personne hypersensible… J'ai pu répondre à cette question après avoir lu le livre d'Élaine N. Aron « *Ces gens qui ont peur d'avoir peur – mieux comprendre l'hypersensibilité* » *.

Le déclencheur de cette découverte a été ma rencontre avec Mireille dans le cadre d'une session d'art-thérapie*, ce genre de thérapie qui nous amène à la rencontre de soi par l'art et l'écriture. À travers ce groupe de huit personnes, les partages en dyade* ou en grand groupe y sont enrichissants autant que les prises de conscience qui en découlent. D'ailleurs, lors d'un partage où je me suis ouverte par rapport à mes peurs, Mireille s'est reconnue en moi à une période de sa vie. Le livre d'Élaine N. Aron lui avait été conseillé par sa thérapeute et lui avait apporté un éclairage bien intéressant sur l'hypersensibilité*. C'est pour cette raison qu'elle m'a suggéré d'en faire la lecture. Je remercie Mireille et tout l'Univers d'avoir mis ce livre entre mes mains. Non, je ne suis pas folle et j'ai compris pourquoi je pensais l'être, en plus de découvrir plein de choses intéressantes. Une personne sur cinq possède un tempérament hypersensible. La découverte de ce phénomène par la lecture de ce livre et toute l'information qui est venue à moi par la suite m'ont aidée à mieux me comprendre.

Déjà, à la page 17, je constate que je suis un « gros » cas. Effectivement, sur 23 questions du questionnaire proposé « Êtes-vous hypersensible? », j'ai répondu positivement à 22 d'entre elles. Aussi, je peux vous dire que suite à cette analyse, j'ai consulté les liens sur Internet s'y rattachant. Il est fascinant et dédramatisant (dans le sens que plusieurs personnes possèdent ce tempérament) d'y lire les témoignages des personnes hypersensibles. Voici une synthèse de nombreux textes sur le sujet que j'ai pu lire sur Internet ; ce texte décrit bien ma personnalité.

En général, les hypersensibles sont des personnes introverties. Elles ont horreur du stress et de la foule. On les croit peu sociables. Mais si elles s'isolent, c'est par peur d'être hyperstimulée. S'il leur fallait un cri de ralliement, ce serait: "O monde cruel !" car, sans nul doute, les personnes hypersensibles souffrent davantage que les autres. Ne supportant ni les conflits ni l'agitation, elles se sentent agressées en permanence alors que leur désir profond est de vivre dans le calme et l'harmonie. Les plus vulnérables d'entre elles fuient les contacts sociaux dans la mesure du possible et, une fois leur journée de travail terminée, se réfugient aussitôt dans leur cocon, ce havre de paix où elles peuvent se retrouver seules pour vivre dans le calme. Souvent dotées d'une riche vie intérieure, elles trouvent dans l'art, la littérature et la spiritualité des joies qui peuvent compenser largement la difficulté qu'elles éprouvent à se mettre au diapason de l'agitation du dehors. C'est ce qui résume l'aspect social de la personne hypersensible.

> « Une caractéristique des gens qui ont du succès c'est qu'ils sont orientés sur l'action; une caractéristique des gens moyens c'est qu'ils sont orientés sur les paroles. »
> Brian Tracy

Consciencieux et perfectionnistes, les hypersensibles mettent un point d'honneur à éviter les erreurs et les oublis. Le stress est leur ennemi numéro un. Ils aiment travailler dans le calme. Ils s'adaptent mal au changement et se donnent beaucoup de peine pour organiser leur vie de manière à éviter les situations de crise. L'imagination de la personne hypersensible est débordante, pour le pire comme pour le meilleur — on trouve d'ailleurs dans les rangs des hypersensibles beaucoup d'artistes et de gens créatifs. Autant ils détestent le bruit et la fureur, autant la tranquillité et la solitude leur permettent d'épanouir leurs innombrables talents. Ceux à qui ils accordent leur confiance apprécient leurs capacités d'écoute et de compréhension.

Bombardés de sensations, chambardés par les émotions, les hypersensibles ne mènent pas une existence de tout repos. Certains parviennent à un heureux équilibre, ayant choisi un métier correspondant à leurs penchants perfectionnistes ou artistiques tout en jouissant d'une vie affective stable et protégée. Cependant, les personnes hypersensibles, aux prises avec un tourbillon interne, sont souvent anxieuses et ont une réponse émotive excessive. L'hyperactivité cérébrale leur rend la vie difficile : impatience, envie d'arrêter leurs pensées, ressenti des problèmes des autres et désir de les aider à tout prix, isolement, besoin que tout ce qu'elles ressentent ait un sens. Elles vont insister pour que les autres puissent les comprendre. Elles peuvent saisir des nuances qui échappent à la moyenne des gens et dans leur désir d'être comprises, elles ont tendance à faire part à leurs proches de leurs perceptions subtiles que ceux-ci ne sont peut-être pas prêts à dévoiler ou ne peuvent ressentir. Cette situation peut occasionner l'éloignement des amis et de la famille qui eux ne sont pas hypersensibles et perçoivent les personnes qui le sont comme des barbares.

Être hypersensible, c'est ressentir très fortement par tous les sens, causant une hyperstimulation. Dans mon cas cela provoque une stimulation nerveuse (étourdissements, nausées, palpitations, grande fatigue générale). La lumière vive (soleil du midi, éblouissement du soleil sur la neige, fluorescent), les champs électromagnétiques, les bruits, les odeurs, la chaleur intense, les douleurs physique et émotionnelle, la faim, les vibrations négatives des personnes ou d'un endroit provoquent chez moi une hyperstimulation. Imaginez ce que je ressens lorsque j'entre dans un centre d'achat ou un supermarché, par exemple, où il peut y avoir foule, bruits, lumière vive. Pour une personne qui n'est pas hypersensible, c'est peut-être difficile à comprendre. Mais pour moi qui le suis, c'est la panique! En lisant le livre de Mme Aron, j'ai compris. De savoir que ce n'est pas dans ma tête, mais dans mes sens en raison de l'hyperstimulation, c'est déjà réconfortant. Ce qui m'a confirmé cet état de fait a été d'observer l'état dans lequel je suis dans un salon funéraire où les lumières sont tamisées, où il y a peu de bruits et que les gens sont généralement pausés. Dans cet endroit, je me sens bien. En sortant, si je me rends au supermarché, l'anxiété monte rapidement et c'est difficile pour moi d'y rester longtemps. En prenant conscience de cet état de fait, j'ai observé l'éclairage des supermarchés et les raisons pour lesquelles je me sens bien à un endroit et non à l'autre.

Il m'arrive très souvent de ne pouvoir rester en présence de personnes qui dégagent des vibrations négatives (ex. : colère). J'ai même dû me faire coiffer par une nouvelle personne. Lors de mon premier rendez-vous, j'ai eu la nausée en entrant en contact avec elle, et ce, jusqu'à ce que je quitte l'endroit. La seconde fois, il s'est produit la même chose. J'ai décidé d'avoir recours à une autre coiffeuse et, cette fois-ci, le contact a été harmonieux.

En société, je peux être qualifiée de timide ou de snob, mais en réalité je crains l'hyperstimulation (bruits, foule, stress). C'est pour cette raison que j'ai toujours préféré rencontrer mes amis chez moi ou dans un contexte calme et sans trop de stimuli, en individuel ou en petit groupe. La plupart des personnes non hypersensibles se détendent facilement et agréablement au bar ou au restaurant, par exemple, avec musique et foule. Pour moi, c'est l'horreur ! Mais le plus difficile c'est de le faire comprendre aux personnes de mon entourage qui pensent me faire plaisir en m'invitant dans ces endroits. Après les stimulations d'une journée normale au travail, j'ai un grand besoin de me retrouver dans une saine solitude, loin du bruit, de la lumière et de la foule. Lors de journées plus stressantes, une petite sieste est souvent nécessaire sur l'heure du dîner pour terminer ma journée plus sereinement sans être trop fatiguée. Vous comprendrez qu'une discipline et une routine quotidienne sont nécessaires pour avoir une bonne qualité de vie, pour nous hypersensibles.

Je suis née hypersensible, comme une personne peut être née avec une malformation physique. La différence est que dans le premier cas, rien ne l'indique physiquement et les personnes de mon entourage qui ne sont pas familières avec l'hypersensibilité* pensent souvent que c'est dans ma tête, que ma santé mentale est fragile. Après une journée de travail, ne me demandez pas d'aller faire la fête dans un

5 à 7 ou d'aller courir les magasins, à moins que ce soit vraiment important ou que j'aie prévu un temps de retrait pour me recentrer et me reposer après le travail. Mon cadeau après une journée au bureau est de me retirer dans mon havre de paix, loin des bruits et des gens. Dans ce contexte, après avoir relaxé, je suis habituellement énergisée pour m'adonner à différentes tâches physiques ou intellectuelles que je fais en solitaire.

Je comprends mieux aujourd'hui mon état d'anxiété et de grande fatigue que je vis au quotidien depuis toujours. Plusieurs éléments me causent une hyperstimulation nerveuse : une personne négative qui dégage de mauvaises vibrations, un stress, de la douleur, etc. Beaucoup de situations sont difficiles à gérer quand on travaille avec une équipe et avec le public. Aussi, le fait d'être au-dessous de lumières fluorescentes quelques minutes est inconfortable pour moi comme être devant un écran d'ordinateur me cause une forte irritation aux yeux, aux nez et à la peau ainsi que des symptômes décrits précédemment en raison des radiations. Au travail comme à la maison, j'ai dû me munir d'un écran antiradiation qui a pour effet de diminuer de beaucoup mes symptômes.

« Plus le cœur se rapproche de la simplicité, plus il est capable d'aimer sans restriction et sans peur. Plus il aime sans peur, plus il peut faire preuve d'élégance dans chaque petit geste. » Paulo Coelho

Avant de prendre conscience de la cause de ces problèmes, j'ai vécu beaucoup de malaises, me croyant aux prises avec des troubles anxieux et de la fatigue constante difficile à gérer. Pendant des années, j'ai tenté de trouver les solutions, sans résultat. À une époque, j'ai pris un antidépresseur à faible dose pour m'aider à mieux vivre en période d' hyperstimulation. En travaillant sur la sérotonine*, ce médicament m'a permis de mieux fonctionner pendant quelques années. Comme je n'aimais pas le fait d'être dépendante d'un produit chimique, je l'ai diminué avec l'aide de ma naturopathe et de remèdes homéopathiques pour le cesser après neuf mois. Mais les troubles anxieux sont revenus lors de périodes de fortes stimulations nerveuses. Un jour, j'ai compris qu'un médicament pouvait m'aider à voir clair et me permettre de mieux avancer dans la vie. Un peu comme mes lunettes m'apportent une meilleure vision, un antidépresseur léger m'aide à profiter de la vie, à être moins hypersensible et ainsi poursuivre mes projets dans un meilleur état d'esprit.

Au chapitre 4 du livre d'Élaine N. Aron, il est question de recadrer notre enfance et d'être un parent pour nous-mêmes. Dans ses recherches, les personnes hypersensibles portées à l'anxiété avaient presque toutes vécu des enfances difficiles. Il est donc facile de comprendre pourquoi une enfance troublée risque de faire plus de ravages chez les hypersensibles que chez les autres. Je me rappelle, et aux dires de ma mère, avoir été une fillette gênée, réservée. J'ai toujours été considérée comme une bonne petite fille. Élaine N. Aron explique que : « *Malheureusement ces bonnes petites filles risquent aussi d'être surprotégées. Il est possible que pour la mère, une fillette sensible soit l'enfant rêvée, qui ne désirera pas, ne devra pas, ne pourra pas quitter la maison. Naturellement, cette attitude étouffera tout désir naturel de la petite fille d'explorer le monde extérieur et de surmonter ses frayeurs. Cela s'applique sans doute encore plus aux filles sensibles. En outre, les pères oublient fréquemment d'aider les fillettes à surmonter leurs frayeurs.* »

Pour ma part, étant enfant, lors d'hyperstimulation, je m'évanouissais. À cette époque, j'ai subi beaucoup d'électroencéphalogrammes pour savoir si cela était des crises d'épilepsie, mais sans vraiment avoir de diagnostic. Même adulte, ce problème revenait lors de grand stress et de fatigue. À un moment, j'ai pris des anticonvulsivants en prévention et lors de ma grossesse; c'était une hantise pour moi de faire des convulsions lors de l'accouchement en raison de la douleur.

Donc, depuis ma naissance, l'hypersensibilité* a été présente chez moi. La blessure d'abandon qui est la mienne est vécue chez les hypersensibles très difficilement en raison de l'insécurité. Comme l'écrit Mme Aron : « *Les répercussions d'un lien non sécurisant se font sentir toute notre vie, à moins que nous ne réussissions à nouer un lien extrêmement sécurisant avec quelqu'un d'autre* *à l'âge adulte, un conjoint par exemple ou un psychologue, dans le cadre d'un traitement de longue haleine.* » Je peux ajouter à ce jour qu'un travail sur soi aide grandement à sécuriser la petite fille en moi qui se sent abandonnée, provoquant une hyperstimulation. Un long cheminement m'a appris à trouver une sécurité à l'intérieur de moi et non chez les autres.

Comment se portent les relations amoureuses pour les personnes hypersensibles? Si vous vivez avec un partenaire moins sensible, votre besoin d'un moment quotidien de solitude sera encore plus grand. Malheureusement, il est possible que l'autre se sente rejeté ou, simplement, désire votre compagnie à tous les instants. Expliquez-lui clairement pourquoi vous avez besoin de marquer cette pause. Précisez-lui à quel moment vous reprendrez contact avec le monde extérieur et tenez votre promesse. Vous pourriez également lire ou méditer ensemble, en silence. Si l'autre n'accepte pas ce besoin de solitude (ou n'importe quel autre de vos besoins particuliers), vous devrez en discuter de manière plus approfondie. Vous avez le droit d'avoir des besoins différents de votre partenaire ou ami, mais faites preuve de compréhension à son égard, car vous ne ressemblez sans doute pas aux autres personnes de son entourage.

Avec mon bagage d'expériences, j'en suis venue à la conclusion que, pour le moment, ma vie de célibataire me convient parfaitement. L'amoureux potentiel, tout comme mes amis et mes collègues de travail, devra être informé de mon tempérament, par la lecture de ce texte, par exemple. Peut-être serons-nous deux êtres hypersensibles que la Vie a rassemblés pour partager une belle complicité? Peut-être qu'il ne le sera pas et que je pourrais lui apporter une richesse qu'il ne possède pas encore, et ce, réciproquement. La Vie se chargera de m'apporter le meilleur.

Toutefois, en connaissant maintenant l'hypersensibilité*, je n'ai plus à me sentir coupable d'être différente des autres. En vivant seule, j'ai la liberté d'établir ma routine en fonction de mes besoins. Comme le sommeil est très important pour moi, c'est facile de me mettre au lit très tôt et de me lever aux aurores pour ne pas être bousculée le matin et avoir tout le temps voulu pour méditer et planifier ma journée.

Je peux gérer mes activités, mon horaire et tout le reste en fonction de mon état du moment et surtout en fonction de mon travail, car il ne faut pas se le cacher, la terre n'arrête pas de tourner même si je suis hypersensible et les comptes doivent être payés. Il est important pour moi de performer au travail. Étant seule à subvenir à mes besoins, je me dois de tout mettre en œuvre pour garder un équilibre et la santé pour bien accomplir mes tâches et responsabilités dans un esprit et un corps sains comme on dit souvent. En étant maintenant consciente de mon tempérament hypersensible, je peux en informer mon entourage pour ne pas créer de malaises ou d'ambiguïté sur mes comportements et mes états (fatigue, anxiété, besoin de solitude ou de retrait, etc.).

Depuis le début, je vous partage les côtés plus sombres de l'hypersensibilité* et des moyens et trucs que j'ai développés pour mieux vivre. Mais quels sont les aspects positifs? Dans son livre, Élaine N. Aron a dédié une partie à l'employeur de la personne hypersensible et y indique que dans l'ensemble, les hypersensibles sont très consciencieux, loyaux, attentifs à la qualité, soucieux des détails, intuitifs et créatifs, souvent doués, à l'écoute des besoins de la clientèle. Ils exercent une influence bénéfique sur le milieu de travail. En bref, l'hypersensible est un employé modèle. Chaque entreprise en a besoin. L'hypersensible augmente lui-même son degré de stimulation. Cela signifie qu'il perçoit les nuances subtiles, mais que leur système nerveux s'active facilement. Par conséquent, c'est dans le calme et la tranquillité, en l'absence de stimuli extérieurs, qu'il est le plus efficace.

Les hypersensibles sont moins portés que les autres à bavarder pendant les pauses ou à sortir avec leurs collègues après le travail. Ils ont besoin de solitude pour analyser leur journée. Il est possible que cette caractéristique les fasse oublier de leurs camarades de travail. Prenez ce phénomène en considération lorsque vous évaluerez leur rendement. Les hypersensibles détestent en général faire étalage de leurs compétences. Ils espèrent que la qualité de leur travail les fera remarquer. Par conséquent, ne sous-estimez pas des employés précieux simplement parce qu'ils sont modestes. Il est possible qu'un hypersensible soit le premier à remarquer un élément nocif pour la santé sur le lieu de travail. Peut-être alors le jugerez-vous comme un trouble-fête. Mais, avec le temps, d'autres personnes feront la même observation. La sensibilité de ces employés pourrait vous éviter des problèmes ultérieurs.

« Tout au long de ma vie, j'ai développé une forte intuition pour reconnaître autour de moi ceux qui sont véritablement eux-mêmes. J'appelle cela renifler quelqu'un, non pas avec mon nez, bien sûr, mais avec tous mes sens. Ainsi, quand je rencontre quelqu'un, je peux lui envoyer un signal positif s'il s'agit d'un être vrai. Ou dans le cas contraire, un signal lui enjoignant de s'en aller. »
Elisabeth Kübler-Ross, « Leçons de vie », 2002

Les personnes hypersensibles possèdent un sens créatif très développé. Avant de m'intéresser à l'hypersensibilité*, je n'avais pas vraiment pris conscience de cet aspect de ma personnalité. Effectivement, je suis très créative dans plusieurs domaines et le fait d'en être consciente me force à développer mes talents dans mon projet d'écriture, entre autres. Au départ, mettre des mots sur papier ne devait être que dans un but purement thérapeutique. Mais je me suis rapidement découvert une passion pour ce type d'activité libératrice et créatrice.

Au fil du temps, j'ai amélioré mon écriture pour partager mes expériences à mes amis et vint le jour où le goût m'est venu de diffuser mes écrits et de prendre de l'information pour les éditer à compte d'auteur. Le contenu en écriture autant que la mise en page et le graphisme ont été un défi créatif stimulant, enrichissant et valorisant. C'est ma signature. Dans tous mes projets créatifs, il est toujours intéressant d'y voir ma personnalité. Pendant un temps, je me suis adonnée à la carterie et au scrapbooking intensément; dans ces activités, c'est la petite fille en moi qui pouvait enfin se laisser aller à bricoler. Je peux enfin tout me permettre avec des outils et du matériel que la Vie met à ma disposition. Étant très intuitive de par mon hypersensibilité*, mes créations sont à mon image par les couleurs, la disposition, les textures, les thèmes, etc. Ayant été conseillère à mes heures pour une compagnie de matériel de scrapbooking, ce loisir créatif m'a permis de partager ce talent avec des personnes aussi passionnées que moi. Beaucoup d'artistes et de personnes célèbres sont hypersensibles. Nous pouvons sembler différentes ou marginales, mais nous sommes des personnages à découvrir.

D'ailleurs, le véritable trésor pour la personne hypersensible est la vie spirituelle que nous pouvons développer, car nous sommes particulièrement réceptives à ce monde. Nous avons des affinités avec ce qui est plus subtil que le monde physique, soit par les rêves et l'intuition. Nous détenons un talent particulier pour déceler ce que les autres ne peuvent pas ressentir. En un mot, nous avons un sixième sens très développé et possédons une intuition que nous avons intérêt à utiliser. Mme Aron écrit d'ailleurs : « *Les hypersensibles sont extrêmement conscients des souffrances des autres et, grâce à leur intuition, devinent souvent ce qu'il faudrait faire pour les apaiser. C'est pourquoi beaucoup d'entre eux choisissent de servir l'humanité...* »

De plus en plus, je fais appel à mon sixième sens dans tous les aspects de ma vie. La méditation, la prière et la respiration consciente font partie de mon quotidien; je ne pourrais m'en passer. Cela me permet de me recentrer et de me sentir protégée, guidée et éclairée dans mes pensées, mes comportements, mes décisions et d'apprécier les synchronicités* présentes tous les jours. En réalité, je n'ai pas vraiment le choix d'être « branchée », car dès qu'une situation ou une personne n'est pas en harmonie avec mon Essence* (ma vibration), je le ressens instantanément et je me dois de réagir pour redevenir bien à l'intérieur de moi. Je n'en suis plus au compromis. Mon calme intérieur est prioritaire. Tous les jours, je commande le meilleur en harmonie avec mon Essence* et les synchronicités* ne cessent de se présenter pour vraiment me faire croire que le hasard n'existe pas.

L'intuition me rend également beaucoup plus créative. Je vous dirais que ces écrits me sont généralement « dictés ». Avant une séance d'écriture, je me recentre pour être en harmonie avec mon Essence*. Ou lorsque je ressens un élan, je laisse aller ma plume ou mes doigts sur le clavier et les mots m'arrivent comme par enchantement. Je me dis que je n'ai aucune imagination, mais de l'inspiration à revendre tout simplement et j'en suis très heureuse. Souvent, je me relis et je suis plus que satisfaite du résultat, surtout que mon projet se fait dans le plaisir de la découverte de cette nouvelle passion qu'est l'écriture.

« Ce que tu dis ressemble à ta pensée.
Ce que tu écris ressemble à ton cœur. »
Auteur inconnu

Pensez-vous appartenir au monde des hypersensibles ?
Qu'est-ce que ce texte a réveillé en vous...

Suggestion de lecture
« Ces gens qui ont peur d'avoir peur,
mieux comprendre l'hypersensibilité »
Élaine N. Aron, Les Éditions de l'homme

Carnet 8
On récolte ce que l'on sème

Dans vingt minutes, je dois me rendre à la clinique. Je me sens sereine par rapport à la décision prise il y a quatre jours, et ce, malgré l'immense tristesse qui m'habite. Des circonstances nous amènent à vivre des chagrins que nous savons nécessaires. Nous sommes le libre arbitre* de nos choix qui précèdent les libérations même si ces choix sont déchirants.

Avant de partir, je brosse mon chien Charlot du mieux que je le peux, car il n'a jamais aimé cela. Je lui donne des gâteries en le faisant asseoir. Je prends sa balle verte et nous sortons dans la cour pour qu'il puisse courir un peu.

J'effectue tous ces gestes pour la dernière fois avec lui, comme un robot programmé. J'étais seule à prendre cette décision et je la vivrai seule jusqu'au bout. C'est la fin pour Charlot, la fin de ma vie avec lui. Et bientôt, je le reconduis au paradis des chiens.

Dès son arrivée dans ma vie alors qu'il était âgé de 2½ mois, Charlot était peureux et nerveux n'ayant pas été socialisé et stimulé depuis sa naissance. Ma surprotection n'a fait qu'envenimer la situation. Au fil des mois, il devenait très gardien, trop même. Il devenait de plus en plus agressif, mordant les gens qui m'approchaient ou qui s'aventuraient sur son territoire. La muselière était nécessaire très souvent pour me sécuriser et protéger mon entourage. Étant à bout de ressources, j'ai investi temps, argent et énergie (dressage). Certains comportements ont été corrigés, sauf pour ceux d'agressivité et de protection. En raison de son départ négatif dans la vie et n'ayant pas été socialisé en bas âge, le dresseur me donnait peu d'espoir.

Charlot n'avait aucun répit, étant continuellement sur le qui-vive, à me protéger, à protéger son territoire et à sursauter aux moindres bruits à l'intérieur comme à l'extérieur. La situation devenait de plus en plus problématique. Souvent, les personnes se privaient de me rendre visite par peur de se faire mordre. Pour ma part, j'avais aussi cette peur, car Charlot était très imprévisible et sournois. Il devait être en laisse en tout temps. Malgré ces précautions, il jappait constamment dès qu'un étranger se présentait à lui.

Nul besoin de vous dire que la vie avec Charlot était un stress énorme, même si j'aimais mon chien. Lorsqu'il était seul avec moi et mon conjoint, c'était un bon compagnon, mais je m'apercevais qu'il m'isolait de mon entourage.

D'ailleurs, suite à la décision de rompre avec mon conjoint, j'étais évidemment responsable de Charlot à 100 %. Quelques semaines ont suffi pour prendre conscience de tout le stress que je vivais, étant maintenant vraiment seule à gérer ses comportements agressifs. En cette période de deuil, j'avais besoin de mes amis et de ma famille autour de moi, mais avec Charlot, ce n'était pas possible.

Lors d'une visite de ma sœur, celle-ci m'amena à réfléchir sur ma vie avec Charlot, du positif et du négatif. Oui, cette vie qui depuis quelques mois était faite de libérations nécessaires. Je me devais de poursuivre en ce sens, d'aller jusqu'au bout. Du courage j'en ai eu jusqu'à maintenant et en dedans de moi, je savais que je devais continuer, prendre la décision. Je trouverai la force. De là, la décision difficile, mais inévitable, de faire euthanasier Charlot.

Avec sa muselière pour me sécuriser et pour ne pas mettre personne en danger, je l'ai reconduit au paradis des chiens. Lors d'une conférence sur la vie après la mort, j'ai appris qu'il existe un endroit où s'élève l'esprit de nos animaux. C'est là que Charlot s'est rendu, dans mes bras jusqu'à son dernier souffle. Il n'est plus dans sa prison d'agressivité. Il est au paradis, libre, j'en suis certaine. Ce chien a été dans ma vie pour plusieurs raisons. Il m'a appris la persévérance. Mais vient un temps où nous devons évaluer les situations qui nous perturbent et faire des choix. Je constate que Charlot était un danger pour les gens et que son agressivité était incontrôlable. Jamais je n'aurais voulu qu'il s'en prenne à un enfant et juste à y penser je me félicite d'avoir eu le courage d'avoir pris la bonne décision.

Je me retrouvais donc à vivre le deuil de ma séparation, mais également celui du départ de Charlot. Beaucoup de force et de courage et surtout l'accompagnement de bonnes âmes sœurs ont été nécessaires pour vivre cette difficile étape de ma vie. Bien sûr, ces deuils étaient nécessaires pour en arriver à une harmonie avec moi-même, même si je vivais beaucoup de souffrances.

Afin d'alléger cette période, j'ai accueilli une petite chienne de six semaines, croisée labrador noire avec de beaux yeux plaignants. La chienne de ma fille avait eu une portée de chiots et la plus petite était pour moi. J'étais consciente de l'énergie que peuvent demander les débuts avec un jeune chiot, mais la vie m'a donné la force d'être encore debout à ce jour, elle me donnera cette énergie pour que tout se passe bien. Effectivement, avec Léonie, c'est tellement facile ! Mon père qui est aussi mon voisin peut maintenant profiter d'un animal. À titre de grand-père, il était toujours prêt à la conduire chez le vétérinaire lorsque nécessaire et à faire le gardien au besoin. Ce qui n'était pas le cas avec Charlot, bien au contraire, car mon père ne pouvait l'approcher. Oui, l'apprentissage se fait facilement avec Léonie. Tout le monde l'aime et elle aime tout le monde. C'est une chienne calme et docile. Souvent, je me dis que je récolte aujourd'hui avec Léonie ce que j'ai semé avec Charlot pendant des années. Et en étant moi-même plus calme suite aux libérations des derniers mois, cela se reflète autour de moi et dans ma vie avec elle.

> **« Si vous ne courrez pas après ce que vous voulez, vous ne l'aurez jamais.**
> **Si vous ne demandez pas, la réponse sera toujours non.**
> **Si vous ne faites pas un pas en avant, vous restez toujours au même endroit. »**
> Nora Roberts

Souvent, nous semons des graines ici et là par nos paroles, nos gestes, nos agissements et même par un regard ou un sourire. Parfois certaines graines germent rapidement, d'autres prennent du temps et quelques-unes peuvent germer à travers le roc par une petite brindille. Mais il y a toujours une récolte qui se produit un jour quelque part. Malheureusement, les semeurs n'ont pas toujours conscience du fruit de la récolte. Ou la récolte se fait souvent ailleurs, comme ici avec Charlot et Léonie. Sachez qu'il est très agréable pour le semeur d'entendre des mots de reconnaissance et de constater le bien qu'il a semé autour de lui. C'est un merveilleux plaisir de la vie, soit celui de récolter après avoir semé…

« C'est souvent qu'il faut accepter de prendre le risque de "faire quelques vagues" pour trouver sa voie. Un bateau qui reste au port n'est jamais en danger, mais il ne va nulle part. »
Anonyme

Quelle a été la récolte d'une graine que vous avez semée ?

Suggestion de lecture
« Grandir »
Jean Monbourquette, Novalis

Carnet 9
Les dix secrets du bonheur

selon le Dr Wayne W. Dyer

Premier secret : Avoir un esprit ouvert à tout et attaché à rien, c'est croire que tout est possible si on a suffisamment de volonté; c'est renoncer totalement à ce à quoi on est attaché (lieu, objet, personne); c'est accueillir ce que nous offre l'univers, sans juger.

Deuxième secret : Ne pas mourir sans avoir joué sa propre musique intérieure, c'est écouter son cœur; c'est prendre des risques pour sa passion; c'est savoir que l'échec n'est qu'une illusion et qu'il ne faut pas en avoir peur.

Troisième secret : Vous ne pouvez pas donner ce que vous ne possédez pas, c'est changer ce que nous n'aimons pas en nous; c'est s'aimer soi-même et se respecter; c'est trouver son but.

Quatrième secret : Adopter le silence, c'est découvrir la valeur du silence; c'est intégrer plus de silence dans sa vie; c'est prendre consciemment contact avec Dieu.

Cinquième secret : Renoncer à son histoire personnelle, c'est ne pas se raccrocher au passé; c'est vivre l'instant présent et accepter la réalité telle qu'elle est.

Sixième secret : Il est impossible de résoudre un problème dans le même esprit qui l'a créé, c'est accepter le monde tel qu'il est; c'est savoir qu'il existe un lien entre chaque individu et que nous sommes tous membres de la famille humaine.

Septième secret : Il n'y a pas de ressentiment justifié, c'est accepter l'opinion des autres même si elle est différente de la nôtre; c'est pardonner à ceux dont nous pensons qu'ils nous ont blessés.

Huitième secret : Traitez-vous comme la personne que vous aimeriez être, cela signifie qu'il faut faire partout place à l'inspiration.

Neuvième secret : Chérissez le Divin* en vous, cela signifie que vous êtes Dieu créateur de votre vie et du monde dans lequel vous vivez.

Dixième secret : La sagesse consiste à éviter toute pensée affaiblissante, cela signifie que votre esprit se nourrit avec des pensées de paix, d'amour, d'acceptation et de bonne volonté.

Carnet 10
Princesse d'un soir

« Donc, je t'attends. » Jean a écrit : « J'arrive dans vingt minutes. » Une semaine de fréquentations dans lesquelles s'était mis en place un jeu de séduction et de sensualité. Au moment où j'avais besoin de me sentir femme et désirable, s'est présentée l'opportunité d'une aventure avec un homme séducteur et séduisant pour me le confirmer. En raison d'un voyage d'affaires qui a débuté en même temps que les premiers échanges, nos contacts se sont faits principalement par courriel. Rapidement s'est installée une complicité sensuelle. Connaissant déjà Jean comme étant un homme très charmeur, j'ai laissé tomber timidité et fausses croyances. J'ai ouvert l'écluse de mon talent d'écrivaine et celui de la séductrice que j'apprenais à développer au fil des courriels. J'avais le goût de vivre cette expérience, ne serait-ce qu'une fois dans ma vie. Relire tous ces courriels pourrait être fascinant, mais je vous laisse imaginer… En restant dans une belle sensualité, je me laissais aller dans ce jeu de séduction. Pourquoi pas? Je vous livre un extrait venant de ce séducteur né :

"*Hi Angel… j'arrive à ma chambre. J'écoute la chanson* (« Angel » de Sarah McLachlan) *et t'écris. Je reste à ma chambre ce soir. Je commande à la chambre. J'ai assez vu de monde. J'aime que tu te couches tôt, moi aussi… Le meilleur moment de la journée est de se retrouver après un bon bain dans nos bras à s'aimer, se caresser, se masser, se faire l'amour. Le temps s'arrête, nous sommes seuls dans notre bulle et même la fin du monde ne nous dérangerait pas. Tu es vraiment spéciale… Tu mérites d'être heureuse en amour… Tu es toute femme, sensuelle, belle, avec plein de pensées et d'attentions qui font qu'un homme aimerait te protéger, prendre soin de toi, t'aimer comme tu le mérites. Ça, c'est mon rôle… J'ai hâte de te caresser tendrement…*"

Tout au long de nos échanges s'installaient une complicité et des synchronicités*, mais aussi la curiosité de connaître le dénouement de ce début d'histoire digne d'un conte de fées.

Voici le moment venu de la première rencontre tant attendue, ou tant repoussée peut-être afin de garder la magie des mots écrits et des quelques paroles échangées au téléphone, des émotions ressenties au-delà des contacts physiques. Après une semaine, Jean était de retour de son voyage d'affaires. Dans mes scénarios, je voulais que cette première rencontre soit improvisée. J'espérais qu'elle se prévoit rapidement, sans avoir le temps d'y penser, sans ressentir l'appréhension, l'hésitation. Seulement le goût de me lancer et de poursuivre l'aventure. Et c'est ce qui arriva. J'ai écrit "Donc, je t'attends." Il m'a répondu "J'arrive dans 20 minutes."

Juste le temps de me faire et me sentir belle, de tamiser l'éclairage, d'allumer des chandelles, de mettre la chanson et j'apercevais les lumières d'une voiture qui avançait dans la rue. Nous voyons ces scènes dans les films et je me voyais jouer ce rôle à mon tour. J'étais "libre, majeure et vaccinée" comme on dit. Je me permettais de jouer le jeu jusqu'au bout. Et pourquoi pas?

J'ai ouvert la porte avant qu'il ait le temps d'appuyer sur le bouton de la sonnette. Il avait dans chaque main une petite bouteille de rouge pour souligner ce moment. J'ai simplement dit "Bienvenue chez moi!"

Ce premier contact a été magique. J'ai été envoûtée par son parfum, par l'odeur et la douceur de sa peau, par ses lèvres, par ses gestes tendres... Me croirez-vous? L'amant idéal pour vivre le moment présent où plus rien n'existe. « *Le temps s'arrête, nous sommes seuls dans notre bulle et même la fin du monde ne nous dérangerait pas.* » C'était ce que nous vivions. Oui, l'amant idéal au physique qui ne laisse pas indifférent, d'une beauté envoutante, très grand, fait que de muscles. Cet homme qui me disait : « *Tout ça, c'est pour toi, tu le mérites...* » Son regard sensuel me faisait sentir femme. Ses caresses me procuraient des frissons de chaleur.

La courte nuit et celles qui suivirent étaient nourries de sensualité, de complicité tendre. Une attirance réciproque alimentait nos courriels en attendant le moment de nos rencontres toujours empreintes de romantisme.

Je me suis permis de jouer le jeu, car c'était un jeu. Je ne pensais pas détenir cette capacité de séduction avec un homme. Cependant, j'étais consciente de l'héritage de mon ancienne relation, soit la capacité de m'abandonner dans la sensualité. C'est comme si je devais m'en convaincre avec un autre homme dans cette relation de transition, tout en sachant qu'elle n'aurait pas de lendemain. J'ai aussi fait la merveilleuse découverte que je pouvais vivre une telle expérience sans devenir amoureuse et dépendante de l'autre. Mon processus de deuil des cinq derniers mois n'avait pas été vain, au contraire.

Non ce n'est pas un rêve. Tout ça est bel et bien arrivé… J'en avais besoin à ce moment de ma vie. J'avais ce grand besoin de me sentir désirable. La vie m'a tout simplement écoutée. Une aventure de quelques jours pour me permettre de reprendre confiance en moi. Pour m'assurer que j'étais encore attirante et vivante.

Vous vous demandez sûrement quelle a été la conclusion de cette aventure? Malgré que ce bel homme séduisant, attirant, amant idéal, professionnel, soit la personne dont toute femme rêve d'être sa princesse, il avait été mis sur ma route pour me permettre de garder la lumière allumée en moi, à ce moment-là.

J'ai donc remercié Jean d'avoir été là. J'avais vécu de très bons moments à une étape de ma vie où j'en avais besoin, mais je n'étais pas la personne dont il avait besoin. Était-ce réciproque pour lui? Sûrement.

Je tire une belle leçon de cette expérience. Toujours, la vie se charge de mettre sur mon chemin les situations et les personnes pour me faire avancer dans mon apprentissage. Je n'ai pas résisté. J'ai écouté son cœur, tout simplement. Si j'avais laissé mon mental prendre le contrôle, je ne me serais pas permis de vivre cette belle aventure.

Rêve ou fantasme... Qu'importe, il a été un moment rempli de tendresse, une belle histoire...

Carnet 11
Prendre soin de soi,
prendre soin de son deuil

« Les plus grandes leçons découlent parfois des plus vives souffrances. »
David Kessler, « Leçons de vie », 2002

Nous avons tous perdu des êtres chers. Parfois c'est la mort qui nous les enlève, plus ou moins brusquement. D'autres fois, c'est par une décision que se produit l'éloignement : une personne précieuse décide ou est obligée de nous quitter ou bien nous choisissons nous-mêmes de nous en éloigner. Mort, rupture ou séparation, nos réactions profondes se ressemblent. Nous sommes privés d'un être auquel nous accordions une place privilégiée dans notre vie. Nous perdons une personne qui avait un pouvoir important sur notre bonheur, sur la satisfaction de nos besoins. Certaines séparations sont si difficiles à accepter que nous sommes incapables de nous en remettre vraiment, même après plusieurs années. D'autres sont plus rapidement résolues et ne nous retiennent pas dans le passé ou arrivent comme un aboutissement, presque un soulagement. La séparation est prévue et attendue; elle vient mettre un terme à une situation qui n'était plus synonyme de satisfaction, à une relation qui ne permettait plus de combler ses besoins. Elle peut nous aider aussi à couper le cordon d'une dépendance affective, vis-à-vis de nos parents, de nos enfants ou d'un compagnon. Mais il est rare que ce soit aussi simple. Les séparations sont nombreuses et inévitables au cours d'une vie. Elles sont même nécessaires lorsque deux personnes se développent dans des directions opposées.

Néanmoins, une séparation déclenche des émotions intenses et importantes. Vivre ses émotions complètement nous permet de passer à travers ces durs moments.

C'est cette façon de faire qui rend possible de vivre la séparation sainement, ne pas s'éteindre avec la relation et d'être enfin soi-même.

J'ai eu mal, tellement mal. Mais je suis toujours vivante et surtout j'ai appris. Pour les personnes qui l'ont vécu, nous savons que vivre une séparation fera toujours partie de notre bagage et de nos souvenirs. Prendre la décision de quitter l'autre peut être aussi difficile que d'être quitté, selon les circonstances. Ai-je pris la bonne décision? La peur de faire mal remonte aussi bien souvent. Mais dans les deux cas, le deuil se doit de suivre son cours.

Le besoin de partager aujourd'hui est aussi grand que la souffrance de cette étape de ma vie. Je ne veux pas faire ici le récit de mon histoire, car elle ressemble sûrement à beaucoup d'autres, mais à travers elle, je désire partager les moyens, les conseils et les outils qui m'ont permis de vivre ce deuil pleinement pour en sortir grandie, une fois la tempête passée, une fois la blessure cicatrisée.

Bien sûr, une séparation peut se vivre de différentes façons selon les personnes, les blessures qu'elles possèdent et le contexte. Pour certaines, ce sera plus facile, pour d'autres, plus douloureux et long à guérir. Chaque histoire est unique, comme chaque personne est unique.

« **Rester en colère, c'est comme saisir un chardon ardent avec l'intention de le jeter sur quelqu'un; c'est vous qui vous brûlez** » Anonyme

Je vous partagerai aussi un peu de moi qui, je l'espère, permettra à d'autres personnes de traverser le deuil d'une séparation plus paisiblement. Malgré toutes les émotions qui peuvent être présentes à ce moment-là, j'ose espérer que mettre en pratique à votre rythme ce qui ressortira de cette lecture, selon vos croyances, vous fera découvrir une nouvelle facette de vous-même. Et surtout, soyez certain que toutes les découvertes que vous ferez lors de cette étape nécessaire seront ancrées en vous et vous serviront pendant toute votre vie. Le but n'est pas important, seulement le chemin…

Beaucoup d'oreilles pour nous écouter

Exprimer tout ce que nous ressentons et vivons à des personnes capables de nous écouter est primordial. Nous pensons souvent que toutes les émotions que nous avons à exprimer n'auront pas de fin. C'est pour cette raison qu'il est important d'avoir un réseau de personnes précieuses, disponibles à nous écouter. Un réseau? Oui, car, quand nos émotions deviennent un déluge, cela peut être épuisant pour une seule personne. Nous nous apercevons que nous avons gardé à l'intérieur de nous beaucoup de peine, de déceptions, de colère et une fois l'écluse ouverte, le mot raz-de-marée n'est pas assez fort pour décrire l'ampleur de ce trop-plein. Pour ma part, j'avais quatre amies avec lesquelles il était possible de parler presque tous les jours et plusieurs autres aussi disponibles entre-temps lors de grosses crises. Il était important pour moi d'évacuer rapidement ma souffrance avant que mon corps le demande et se laisse entendre par des malaises physiques ou de l'anxiété.

C'est normal

Être remplie de peine et de colère, c'est normal, tout comme s'ennuyer de l'autre, d'être triste et en manque de ses bras, de sa peau, de son odeur. Le lendemain, c'est normal d'avoir le goût de le voir disparaître. C'est normal de vouloir s'endormir pour tout oublier, de se réveiller et d'espérer que tout cela ne soit pas arrivé. C'est normal que tout ça nous fasse mal à en vomir à force de pleurer et d'avoir mal. Ne vous privez pas de moments de détresse, ce sont eux qui vous permettront d'avancer. Si ces émotions ne sont pas exprimées, votre énergie ne pourra pas circuler et vous développerez des malaises physiques. Laissez monter tout ce que vous ressentez. Votre réseau de « bonnes oreilles » que vous avez mis en place est là pour ça. C'est normal d'avoir l'impression de se répéter. Parlez, criez, écrivez. Quand vous n'aurez plus rien à évacuer, ce sera un signe que la libération se fait. Même si on ne pensait pas avoir tant de colère et de tristesse en soi, il y en a encore et encore, mais un jour, le vide est ressenti pour laisser la place à ce qui se présente, comme le goût de vivre et le plaisir.

« La douleur est temporaire : qu'elle dure une minute, une heure, un jour ou même une année, peu importe, elle finira toujours par s'estomper. En revanche, si j'abandonne, ça ne s'effacera jamais. »

Lance Armstrong

Planifier des douces'heures tous les jours

Lire un récit ou autre de votre auteur préféré et le garder toujours à portée de la main, prendre un bain avec votre huile ou bain moussant préférés, faire une longue marche en solitude ou avec une personne avec qui vous vous sentez vraiment bien et surtout qui a de bonnes oreilles, cuisiner votre mets préféré, vous offrir un massage avec votre massothérapeute. N'hésitez surtout pas à rallonger cette liste.

Planifiez des activités ou des moments agréables tous les jours et plusieurs fois par jour si vous le pouvez pour qu'à votre réveil le matin vous ayez hâte de vivre ces moments plaisants. Ce peut être aussi un rendez-vous téléphonique avec une amie, une heure de solitude à écouter le CD de votre chanteur préféré, colorer un mandala* pour essayer vos nouveaux crayons et laisser votre enfant intérieur s'amuser, deux heures de ménage (par le fait même le ménage à l'intérieur de vous se fait) en écoutant un CD audio (ex. : ceux de Sonia Choquette et de Louise L. Haye sont géniaux pour se recentrer). Prenez le temps de déterminer vos besoins au quotidien.

« Vous êtes le maître de votre vie, et qu'importe votre prison, vous en avez les clefs. » Anonyme

Lors de journées plus joyeuses, cuisinez vos mets préférés en plus grande quantité et mettez des portions au congélateur pour les journées plus sombres où il est normal de ne pas avoir le goût de cuisiner ou de manger ; ces petites douceurs seront les bienvenues. Pour ma part, malgré les mouvements de la vie, il est important que mon quotidien soit équilibré. Pendant ma période de deuil, je devais tenir compte du fait que j'avais souvent besoin de solitude et de repos en raison de troubles de sommeil. À mon réveil, je planifiais ma journée en réservant des moments pour mes siestes, surtout si ma nuit avait été perturbée de réveils fréquents.

Peut-être que certaines journées vous aurez besoin d'être dans l'action et que d'autres jours vous aurez le goût de tranquillité. Vous devez respecter ces besoins et surtout ne pas vous juger. Ça aussi, c'est normal et accueillir ces états s'appelle la coexistence. Vous devez également, pendant quelques semaines, vous en tenir à l'essentiel, ne pas surcharger vos journées. Adoptez la légèreté et la douceur pour prendre soin de vous tout simplement et accueillir les émotions qui surviennent à l'improviste bien souvent.

Bouger

Même si la peine ou la tristesse peuvent vous envahir, un exercice physique quotidien devrait être mis au programme. Diverses études démontrent que la pratique physique et la vie active contribuent à améliorer le goût de vivre. Elle réduit l'impact du mauvais stress, en diminuant le niveau d'anxiété et de la dépression légère. L'activité physique augmente l'estime de soi, apporte un meilleur équilibre psychologique et émotionnel et crée des liens d'amitié ou des réseaux de support. Les personnes physiquement actives prennent leur santé en main. Elles se détendent, se reposent et se distraient plus ; elles gèrent mieux leur stress et sont ainsi mieux préparées à faire face aux tensions ou aux urgences lorsqu'elles se présentent ou s'accumulent. Les gens actifs n'ont pas les mêmes habitudes de vie que les personnes inactives. Ils sont généralement plus soucieux de leur santé et de leur qualité de vie. Ils se préoccupent plus de leur alimentation, de leur environnement et ils évitent certaines habitudes pouvant être nuisibles ou néfastes pour la santé. Le fait de pratiquer une activité physique régulièrement procure du plaisir, génère une plus grande sérénité, un plus grand sentiment de liberté, une meilleure écoute des signaux d'alarme que votre corps ou votre esprit peuvent émettre et peut aider à lutter contre l'isolement et la solitude. Il n'est pas nécessaire de se « défoncer » dans une activité physique pour en retirer du bien-être. Une progression de l'activité choisie, comme la marche pratiquée pendant quelques minutes deviendra une habitude quotidienne dont vous ne pourrez plus passer et qui deviendra une marche de 15 minutes, 30 minutes, 45 minutes. Quoi de plus revitalisant qu'une marche en forêt avec votre chien. Revigorant autant pour lui que pour vous.

Un animal de compagnie

Quoi de plus agréable que d'être reçu lors de notre retour à la maison par de la joie à l'état pur? Quoi de plus stimulant que d'avoir un compagnon pour aller marcher tous les jours? Quoi de plus réconfortant que d'avoir une présence à son réveil qui nous lèche les orteils pour faire sentir qu'elle est contente qu'on se lève? Sans vouloir raconter mon histoire, Charlot a été dans ma vie pendant trois ans. Lors de ma séparation, j'ai dû prendre la décision de le faire euthanasier en raison de son agressivité. J'étais alors seule et cette situation m'apportait un stress énorme en cette période de deuil. Même si cette décision a été difficile, c'était un choix conscient. Suite au départ de Charlot, j'ai accueilli Léonie, une labrador noire de sept semaines. Le calme de Léonie m'apaise autant que l'agressivité de Charlot m'angoissait. Un animal de compagnie peut nous apporter énormément en période de deuil, je me félicite d'avoir pris les bonnes décisions au bon moment, soit d'avoir fermé une porte pour en laisser une autre s'ouvrir. Il faut laisser une ouverture et faire des choix. L'Univers nous guide vers le meilleur. Comme ce chapitre n'était pas terminé, j'ai dû me départir de Léonie. Je ne pouvais croire que cette situation revenait dans ma vie. Encore un choix, encore un deuil... Mais après 2 ans, c'est Tocson qui me tient compagnie. Un bon compagnie de vie. Ce Lhassa Apso de 2 ans a été mis sur mon chemin au bon moment et pour les bonnes raisons. La récolte est bonne suite du départ de Charlot et Léonie.

Écrire

Mettre des mots sur vos maux, sur ce que vous ressentez, aide à vous libérer de vos émotions. Laissez aller votre plume sans censure. Personne d'autre n'aura accès à vos écrits. Vous développerez sûrement un rituel dans cet exercice de guérison. Peut-être aurez-vous le goût de les garder pour les lire ultérieurement. Lors de relecture, vous constaterez le chemin parcouru. Vous comparerez l'état d'avant à celui présent. Ou sentirez-vous le besoin de brûler les pages! Il n'y a pas de règle ; écoutez votre cœur tout simplement. Vous pouvez même faire des dessins de ce que vous ressentez (colère, déception, frustration, peine, ennui, peur, etc.). Certaines personnes tiennent un journal intime pour y inscrire leurs émotions. Ces méthodes permettent d'être plus présent aux émotions et à les rendre vivantes dans le but de ne pas les refouler. Cette réflexion vous fera mieux comprendre :

Ce que l'on réprime, s'imprime.

Ce à quoi l'on résiste, persiste.

Ce qui nous affecte, nous infecte.

Ce que l'on fuit, nous poursuit.

Par contre, heureusement,

Ce à quoi l'on fait face, s'efface.

Ce que l'on visualise, se matérialise

Et ce que l'on bénit, nous ravit...

Exprimer vos émotions est une première action non négligeable pour évacuer le trop-plein d'émotions qui nuit à la bonne circulation de l'énergie. Laissez monter les émotions. C'est le moyen le plus efficace pour moi de laisser venir les pleurs surtout lorsque je fais la lecture à haute voix de tous ces mots et ces maux imprimés sur le papier.

C'est normal de ressentir le besoin de déballer à votre ex-conjoint toute votre peine, votre douleur. L'écriture est le meilleur moyen de le faire. Le résultat n'a pas à être divulgué à qui que ce soit. C'est un exercice thérapeutique efficace. Ne vous gênez surtout pas. Lorsque j'ai décidé de m'y mettre, je ne pensais jamais que le résultat final aurait huit pages! Tout y est passé... Les situations où j'ai été blessée, où j'ai sorti de mes gonds, où j'ai eu de la peine. Tout a été écrit. Il suffit de se laisser aller pour connaître la sensation de légèreté que cet exercice peut procurer. Vous pouvez laisser cette lettre ouverte le temps qu'il le faudra et y revenir lorsque le besoin s'en fait sentir, le jour comme la nuit, et ce, jusqu'à ce que le sujet soit épuisé. Essayez le plus possible d'utiliser le « Je » au lieu du « Tu ». Cette façon de faire permet d'aller plus profondément en vous pour y découvrir vos vraies blessures et émotions. Le « Tu » est accusateur et n'apporte que rancune et colère envers l'autre; est-ce vraiment utile? votre douleur ne concerne que vous et la colère envers l'autre ne vient qu'envenimer votre souffrance. Apprendre à être compatissant envers vous sans colère, mais avec tendresse est le meilleur chemin.

Ces pages, vous pouvez les garder et les relire au besoin. C'est très thérapeutique. À un certain moment, vous pourrez enfin comprendre que tout ça, vous ne voulez plus les revivre et que vous ne reviendrez plus dans cette ancienne vie. Vous aurez le goût de commencer à remplir sainement le vide en vous.

Le sommeil

Quoi de mieux qu'une nuit d'un sommeil profond et récupérateur pour passer une belle journée? Mais en période de deuil, ce n'est pas toujours évident. Il est très désagréable de se réveiller à 2 heures du matin et d'essayer de se rendormir, mais c'est à ce moment que le « petit hamster » court dans sa roulette et pas question de retrouver le sommeil, car les idées noires s'en mêlent et c'est l'escalade. La nuit est propice à ces émotions négatives. Que le lever sera pénible et la journée longue et ardue. Il est très important de prendre les moyens nécessaires pour passer de bonnes nuits.

Dans ma malchance d'être célibataire, il y a la chance de vivre et de dormir toute seule (dans ce cas, pourquoi ne pas voir le côté positif?). J'ai établi ma routine au quotidien pour me coucher très tôt pour être certaine d'avoir 7 à 8 heures de sommeil tous les jours même si je me réveille la nuit. Aussi, j'ai essayé plusieurs produits sous les conseils de ma naturopathe pour favoriser la détente et un meilleur sommeil. Le complexe B et la mélatonine* sont efficaces pour moi et m'apportent une qualité de sommeil qui me convient. Ce qui est très aidant également sont les respirations (cohérence cardiaque*) et des petites phrases de méditation. Les journées sont plus agréables depuis que le sommeil est meilleur. Selon vos croyances holistiques* ou médicales, il est important, selon moi, d'être conseillé et outillé afin d'avoir un sommeil adéquat lors de cette période qui souvent perturbe notre système nerveux. Au fil des semaines et des mois, vous apprendrez à diminuer la médication et vous constaterez que le sommeil est récupérateur même sans « béquille ».

Demande spéciale

Lors d'une séparation, il ne faut pas se le cacher, la douleur de la blessure peut être intense. La blessure fondamentale qui me vient de mon enfance est celle de l'abandon. Même si j'ai fait le choix de mettre un terme à la relation, j'en ai énormément ressenti de douleur. Nous mettons beaucoup d'efforts à cicatriser cette blessure et le fait d'entendre parler de l'ex-conjoint peut être très douloureux ; il n'y a pas de mots pour l'expliquer, on le vit, on le ressent et c'est déjà beaucoup.

Au quotidien, beaucoup de choses font remonter les souvenirs. C'est pour cette raison que, pour ma part, j'avais fait un choix et, une fois que tout avait été réglé avec mon ex-conjoint, j'ai demandé à tous mes proches de ne pas me parler de lui à moins d'obligation. Savoir qu'il était au restaurant telle journée, ou à l'épicerie le lendemain ne m'apportait absolument rien, sauf d'ouvrir ma blessure que je m'efforçais de cicatriser. En évitant de « gratter » notre plaie, celle-ci guérit doucement. Viendra le temps où il sera nécessaire d'entendre parler de l'autre ou de le rencontrer par hasard ou par nécessité, surtout si vous demeurez à proximité ou dans la même ville. Ces moments seront comme des tests pour savoir où vous en êtes dans la « cicatrisation » de votre blessure et également dans votre processus de deuil. Vous aurez pris des forces et pourrez mieux gérer les émotions qui monteront à la surface. Avec le temps, ce sera plus facile d'entendre parler de l'autre et les moyens pour canaliser vos émotions et votre cheminement vous serviront à retrouver la paix plus rapidement.

Solitude et non isolement

Les moments de retrait et de solitude sont précieux et aidants pour vivre votre peine et être à l'aise pour laisser monter les émotions. Il est important de planifier des journées, demi-journées ou des moments pour vivre seule votre détresse. Il est normal de vivre un laisser-aller, de ne pas avoir le goût d'être parfait, de passer du temps en pyjama à se bercer et à vivre simplement notre peine. Cela s'appelle écouter son corps. Et c'est tout aussi important que d'écouter son cœur. Il est normal également de vivre des journées sombres, où vous vous sentez vidé de toute énergie. Accueillez ces moments. Peut-être que deux jours sur trois seront difficiles. En coexistant et en ne résistant pas, avec le temps cela deviendra un jour sur trois et bientôt cela ne durera que quelques heures, mais il n'y a pas de règle sur la durée. Laissez-vous du temps, tout est normal. Pendant ces moments, souvenez-vous que vous avez des ressources autour de vous pour vous venir en aide et n'hésitez surtout pas à faire appel à elles. C'est ce qui fait la différence entre solitude et isolement. La solitude est bénéfique et est un moment conscient de ressourcement, contrairement à l'isolement. Essayez de vous entourer de personnes qui ont vécu cette situation; elles seront plus compatissantes et aidantes.

Se centrer, se recentrer

Méditation, respirations conscientes, yoga, prières, mouvements de libération corporelle, activités créatives, cohérence cardiaque*, EFT*, Ho'oponopono, mandala*, art-thérapie*, etc. sont tous des moyens pour revenir au centre de soi. Lors des moments de détresse, d'angoisse, de divergence, il est important de revenir à soi, de se sentir convergent et de laisser monter sainement les émotions, de les reconnaître et de laisser circuler l'énergie. Laissez monter les pleurs. C'est normal et surtout très libérateur. Vous découvrirez le moyen qui vous convient le mieux pour vivre ce qui est, en pratiquant ceux que vous connaissez peut-être déjà et ceux que vous découvrirez sûrement.

En planifiant des moments de solitude, vous sentirez le besoin d'adopter une méthode qui vous permettra de libérer vos émotions. C'est lors de ces moments de libération par les pleurs, par exemple, que votre énergie refera surface et que vous vous sentirez vivant un peu plus à chaque fois. Beaucoup de prises de conscience surviennent lors de ces moments. Se recentrer vous apporte une nouvelle vision de la situation et une force insoupçonnée à l'intérieur de vous qui était cachée par vos émotions négatives. Se recentrer ouvre des portes sur une nouvelle compréhension et des solutions par le fait même. Au lieu de chercher les solutions et un bien-être à l'extérieur, vous découvrez que ces solutions et ce bien-être sont à l'intérieur de vous. Profitez de cette période de solitude pour mettre à profit les techniques d'intériorisation que vous connaissez et que vous avez peut-être négligées et soyez ouvert à celles qui se présenteront sur votre chemin.

Pendant cette période, j'ai mis en place dans mon quotidien des méthodes que je pratiquais au besoin, soit la méditation, les prières, les mouvements d'éveil corporel et les phrases d'intention. J'ai fait la découverte d'un nouveau médium de créativité soit les mandalas* que je fais sur une musique nouvelle âge. Au début, je faisais l'exercice de l'intérieur vers l'extérieur jusqu'à ce que je m'aperçoive que le faire de l'extérieur vers l'intérieur m'apportait beaucoup plus par rapport à l'intériorisation dont j'avais besoin à ce moment sans en avoir conscience avant de l'avoir expérimenté. Une autre découverte. J'ai aussi découvert l'art-thérapie* ; un bel exemple de synchronicité* ! À quatre mois de ma séparation, s'est présentée l'opportunité de faire partie d'un groupe d'art-thérapie* dans le cadre d'un stage d'une future art-thérapeute, et ce, gratuitement. Pendant trois heures, une fois par semaine sur une période de six mois, j'avais droit à une séance de thérapie par l'art. Ce genre d'approche m'a apporté énormément. Dans le carnet 20, soit mon coffre à outils, je décris plus en détail l'art-thérapie* et vous propose même des exercices.

Sont aussi venus à moi la cohérence cardiaque*, Ho'oponopono, le EFT*, dont vous découvrirez en poursuivant cette lecture. Tout ça m'a permis de garder mon équilibre. Même si vous vivez une situation difficile, la terre n'arrête pas de tourner. Donc, se recentrer le plus souvent possible, garder une discipline et une routine est primordial, selon moi, pour mieux vivre notre deuil au quotidien.

Laissez monter les émotions et pleurez, pleurez et pleurez

Saviez-vous que pleurer est un soulagement? Pleurer peut nous aider à désactiver nos émotions négatives. Il n'y a rien de mal à éclater en sanglots à un moment donné, peu importe le maniaque du contrôle des émotions qui dira le contraire. Par conséquent, si vous vous sentez accablé de tristesse, laissez couler vos larmes. Parfois, il est nécessaire de laisser exprimer vos émotions pour se sentir soulagé. Le soulagement permet d'avoir une bonne maîtrise de soi et de gérer ses émotions. C'est un sentiment de légèreté et de gaieté qui élimine l'anxiété. Pleurer est une expression naturelle des émotions et du cœur. Pleurer prouve que nous sommes humains.

Peut-être êtes-vous de ces personnes qui ne sont pas capables de pleurer. Quand vous aurez réussi une seule fois, vous connaîtrez les bienfaits que cela procure. J'aime visualiser mes émotions (peine, colère, etc.) comme une « motte » d'argile dans le creux de mon estomac. À chaque séance de pleurs, un morceau de cette « motte » fond avec les larmes qui coulent. J'ai tellement hâte que cette « motte » disparaisse, que je n'hésite pas à pleurer autant que je le peux. Après les pleurs, je sens la légèreté de la « motte » qui rapetisse à chaque fois et je me dis, encore un morceau de parti ! Je vais y arriver !

À retenir vos pleurs et vos émotions, des malaises physiques s'installent à votre insu, de la fatigue, de la lassitude. Pour moi, les larmes sont synonymes de purification par l'eau. Au début, les périodes de pleurs peuvent être difficiles à vivre, car beaucoup d'émotions refoulées veulent s'extérioriser. J'ai déjà vécu une telle séance de pleurs intenses en pratiquant des mouvements de libération corporelle au niveau du plexus solaire* et une forte nausée est apparue en raison de grande sensation d'abandon et j'ai pleuré tellement intensément à avoir envie de vomir. Nul besoin de vous dire que dans les minutes qui ont suivi, la libération a été très bénéfique ; une grosse partie de ma « motte » d'argile avait disparu.

La respiration profonde apporte également un bien-être et fait monter les pleurs. Respirez profondément pour que ce qui est au plus profond de vous s'exprime. Il existe beaucoup de documentation sur le Net et dans les livres sur la respiration. J'ai eu la chance d'avoir entre les mains le livre de Léonard Orr qui date de 1985 sur la respiration consciente. J'ai pris conscience à sa lecture d'une nouvelle façon de respirer. Avec sa méthode toute simple, j'ai senti dans mon corps l'oxygénation ce dont il est question dans son livre. Et j'aime bien la partager avec les personnes de mon entourage à qui cette respiration peut être bénéfique. La cohérence cardiaque* apporte également un grand bien-être. Je vous donnerai plus de détails dans la partie « coffre à outils » au carnet 20.

Grandir (aimer, perdre et grandir) de Jean Monbourquette – votre livre de chevet

Ce livre qui s'est vendu à plus de 1 000 000 d'exemplaires, et a été traduit dans plusieurs langues, est un incontournable. Il s'adresse à celles et ceux qui vivent un deuil, quel qu'il soit. Il m'a été offert en 1995 par ma supérieure dans le cadre de mon travail, lors du décès de mon frère. Un très beau cadeau qui me suit encore aujourd'hui et pour longtemps. Faites-vous ce cadeau et n'hésitez pas à l'ouvrir quand vous en ressentez le besoin pour y lire un passage. Vous pouvez le lire d'une « traite », à votre guise...Ça se lit comme un conte avec des illustrations. Ces textes vous permettront de constater que votre cheminement est normal. Ils vous donneront le goût d'aller plus loin ou de revisiter des émotions passées pour mieux accueillir l'étape suivante.

La blessure d'abandon*

Lors de périodes sombres, la blessure la plus dévastatrice refait surface: la blessure d'abandon. Celle que la plupart des personnes possèdent en elles, la plus répandue.

Peut-être n'en faites-vous pas exception? Dans mon cas, cette blessure a été très douloureuse à cette étape de ma vie et cet événement m'a permis de la soigner, de soigner cette petite fille intérieure blessée qui se sentait abandonnée. Cette blessure a été vécue lors de notre enfance et elle se réveille lors de situations où vous avez l'impression d'être abandonné. Oui, je sais c'est une douleur intense. Même si j'avais mis fin à la relation, c'est comme si un couteau venait m'ouvrir le cœur. Je me sentais abandonnée, c'est tout. C'était ce que la petite fille blessée en moi ressentait. C'est très difficile à vivre, encore plus à expliquer. Oui, la blessure d'abandon* fait des ravages. Ne perdez pas espoir, malgré la douleur que vous pouvez ressentir aujourd'hui par rapport au sentiment d'abandon, il est normal. C'est le temps et un travail assidu sur vos émotions et surtout beaucoup d'amour pour vous-même qui parviendront à vous apporter une paix. Pourquoi ne pas profiter de cette souffrance pour soigner et prendre soin vous aussi de votre enfant intérieur qui vous demande sûrement de prendre soin de lui?

Lâcher prise

vous entendez souvent ces mots! « Lâchez prise et vous vous sentirez mieux.» Facile à dire, mais pas toujours évident à appliquer. Lâcher prise, ce n'est pas laisser tomber, se résigner, abandonner. Lâcher prise, c'est accepter les choses, même si ce n'est pas votre préférence, même si vous ne comprenez pas ou que vous n'êtes pas d'accord avec ce qui se passe. Lâcher prise, c'est continuer à poser les actions pour aller vers ce que vous voulez, en lâchant prise sur le résultat. Souvent les gens qui réussissent de grands exploits sont ceux qui agissent comme s'ils n'avaient rien à perdre.

Aussi, plus vous résistez à une situation, plus vous lui donnez votre énergie. Résister à quelque chose que vous ne voulez pas, c'est diriger votre attention sur cette chose. Lâcher prise peut faire place à la solution qui vous permettra de vous libérer d'un stress. Mieux vaut lâcher prise sur ce qui vous stresse et diriger votre attention sur ce que vous voulez être, faire et avoir. Lâcher prise est une autre façon de se libérer.

Parfois ce n'est pas la personne elle-même qui vous manque. C'est plutôt les sentiments que vous aviez lorsque vous étiez avec elle.

Écouter votre cœur

Écouter votre cœur et faire les choses selon ce qu'il vous dicte est la meilleure façon de vivre le bonheur, d'avoir de l'énergie, d'être centré, d'être en santé et de vivre sans stress. Par contre, la raison, c'est-à-dire «le mental», juge les expériences vécues et les classe comme positives ou comme négatives. Vous vous identifiez beaucoup à votre mental et vous le laissons diriger votre vie. Ce dernier veut à tout prix vous éviter les expériences négatives et c'est pour cela que vous avez peur et que vous pouvez vivre du stress lorsque vous êtes face à l'inconnu.

Vous ne devez pas oublier que le mental a son utilité, mais que ce n'est pas lui le maître de la maison. Vous êtes le capitaine de votre destin; vous êtes le maître de votre navire. Il est temps de dire merci à votre mental de vous avoir protégé jusqu'à maintenant, mais que dorénavant, son travail sera de classer vos expériences (et vos croyances) dans votre mémoire….et non pas de diriger votre vie. Si vous laissez votre mental être le maître, vous créerez votre vie à partir de votre passé (expériences classées), à partir de vos croyances et de vos peurs (inconnu). C'est cela qui fait que vous répétez encore et encore les mêmes erreurs, même si ce n'était pas votre intention au départ. C'est vous maintenant qui dirigerez votre vie, et non pas à partir de votre passé, ni d'un futur hypothétique, mais plutôt à partir du moment présent, le seul moment qui existe.

« Il n'y a aucune erreur, aucune coïncidence.
Tous les événements sont des grâces qui nous permettent d'apprendre. »

Elisabeth Kübler-Ross

Suggestion de lecture
« Renaître des pertes de la vie»
Jean-Paul Simard, Médiaspaul

Carnet 12
Le pardon, cette chose
que l'on pense impossible...

Il n'y a pas si longtemps et comme beaucoup de gens, le mot pardon ne faisait pas vraiment partie de mon vocabulaire ; peut-être seulement dans mes pensées, car à la lecture du merveilleux livre « Grandir » de Jean Monbourquette (qui a été mon livre de chevet bien souvent...) celui-ci nous amène sur ce thème. Et je pensais : « *Ouffff, je n'en suis pas là !* » Et honnêtement, je ne savais pas si j'en serai là un jour. À une certaine étape de ma vie, je vivais trop de souffrances pour comprendre que le pardon était la phase la plus libératrice du fameux processus de deuil et le plus grand acte d'amour pour soi. C'est d'abord pour soi-même qu'on pardonne aux autres, c'est ce que j'ai appris avec le temps.

Ces pensées m'habitaient, le temps passait et faisait son œuvre. Me venaient des articles de revues, des écrits, des témoignages sur le pardon, pardonner aux autres et se pardonner à soi. Et j'apprivoisais doucement... Malgré mes résistances, je savais bien que je me rendrais à cette étape le temps venu, car le papillon sort de son cocon à son heure. Et vint le jour où une personne m'a demandé pardon pour tout le mal qu'elle m'avait fait. Encore une fois, la vie se chargeait de mettre sur mon chemin l'événement qui me ferait « grandir ». C'est avec beaucoup d'émotions que je vous partage ce moment spécial de ma vie.

> « Celui qui refuse un pardon et garde ses rancunes garde est semblable à celui, ayant inspiré, refuserait d'expirer. » Anonyme

Chantal est entrée dans ma vie par un réseau social. Nous avions des intérêts communs par rapport à des ateliers de mouvements d'éveil corporel auxquels nous participions. Lors d'une rencontre dans un cadre professionnel, il s'est fait un déclic, comme si nous nous connaissions depuis toujours. Nous discutions de nos expériences en toute authenticité. Je dois vous dire que Chantal est un canal (médium) pour les entités de l'Au-delà et discuter avec elle est très enrichissant, étant pour ma part sensible et fascinée par ce monde. Un jour, nous convenons de prendre une bouchée ensemble, pour nous en donner à cœur joie dans nos discussions, mais jusqu'à maintenant, toujours écourtées par nos obligations.

Quelques jours avant notre rencontre, il me vient à l'idée de demander dans mes prières aux êtres de l'Au-delà qui désirent me transmettre un message, de le faire par l'entremise de Chantal. Je n'ai pas de demande précise et je laisse agir sur la forme et le résultat de ma requête. Comme d'habitude, je lance ça dans l'Univers… Lors de ma rencontre avec Chantal, je n'ai plus en tête cette demande, mais vous constaterez qu'elle a quand même fait son petit bout de chemin…

C'est donc avec un plaisir partagé que nous mangeons des sushis tout en jasant de sujets variés pour faire le tour de nos vies. Pendant nos échanges, Chantal m'avoue que depuis qu'elle sait que nous nous rencontrons, elle est visitée par une entité masculine qui me connaît. Il se berce. Il a un rire sarcastique qu'elle n'aime pas. Presque au même moment, la sonnerie du téléphone se fait entendre par un seul coup. Il est là, mais, pour le moment, Chantal ne reçoit pas de message à me transmettre. À rassembler les indices qu'elle m'apporte, j'en conclus qu'il s'agit de mon grand-père paternel. Notre souper se termine sur ces quelques indices. Au départ de Chantal, je me sens troublée, car cette entité, de son vivant, n'a pas été positive dans ma vie ni dans celle de mes sœurs et de ma mère.

Pendant la nuit, j'ai un sommeil agité. Surtout que mon père qui habite le logement au-dessus de chez moi est à l'extérieur avec ma chienne Léonie pour la faire stériliser. Que j'aimerais avoir la présence de ma chienne près de moi!

Le lendemain avant-midi, je contacte Chantal pour revenir sur le sujet qui m'habite depuis la veille. Je lui avoue être troublée et lui demande si elle peut aller plus loin, car je ne suis pas à l'aise avec ce qu'elle m'a dit. Elle m'assure qu'elle va prendre un moment dans la journée pour se recentrer et essayer d'entrer en contact avec cette entité et me revient dès que possible. En fin d'après-midi, Chantal me contacte chez moi pour me faire part des développements suite à notre conversation de l'avant-midi. Elle m'informe donc du message qui me vient effectivement de mon grand-père paternel. Vous imaginez que j'ai pris le temps de m'asseoir et j'ai commencé à me bercer. Jamais il ne me serait venu à l'idée de recevoir un tel message de cette personne. Mon grand-père désirait nous demander pardon de nous avoir fait tant de mal, car il n'était pas sain d'esprit à ce moment-là. Par cette demande de pardon, il veut maintenant être en paix. Bien sûr, j'ai compris que ce message s'adressait à moi et à mes sœurs (ma mère étant décédée).

Lorsque Chantal a prononcé les mots de ce message au téléphone, il y a eu un grésillement au mot paix. Je lui ai demandé de répéter, ce qu'elle a fait et m'a aussi dit que c'est lui qui a causé ce frémissement sur la ligne. Tout comme la sonnerie du téléphone de la veille, c'était lui. Après ma discussion avec Chantal, je me suis bercée encore pendant longtemps à repenser à cette étape de ma vie. J'avais effectivement subi de l'indifférence, du rejet et eu connaissance de comportements barbares qui ont affecté mon enfance et celle de mes sœurs et la vie de ma mère pendant des années. Je prenais également conscience de ce qui découle par cette demande de pardon après presque 40 ans ! Ce grand-père était aussi mon parrain. À mon souvenir, je n'ai jamais reçu rien de lui de son vivant. J'ai eu le goût d'écrire pour, premièrement, libérer les émotions qui me venaient face à ce que je vivais et lui faire savoir que je lui pardonnais. Je lui ai aussi demandé de veiller sur moi, maintenant qu'il peut le faire. Et je n'en doute pas ; c'est ce qu'il fait depuis ce jour et probablement bien avant.

Cet événement qui peut sembler anodin est pour moi un soulagement difficile à décrire et un revirement dans mes croyances concernant le bien, le mal et le pardon. Je vivais dans tous mes corps l'effet que peut avoir le pardon pour toutes les parties impliquées dans une situation conflictuelle. Par cette demande de pardon, j'ai pris conscience que, pendant toute ma vie, je me suis sentie responsable du mal qui m'était fait. Si quelqu'un me faisait du mal, c'est parce que je le méritais. Donc, par cette manifestation de mon grand-père, je pouvais recadrer les événements importants de ma vie et prendre conscience que des personnes (blessées et souffrantes, humaines comme moi) m'ont fait mal et blessée sans que j'en sois responsable ou que je le mérite. C'est à ce moment-là que j'ai commencé à vouloir aller plus loin dans l'étape du pardon et à vouloir me pardonner à moi-même. Je n'avais plus à me sentir coupable ou à subir les gestes ou les paroles des autres. Aussi, j'ai réfléchi intensément sur la notion de souffrance et de blessures que tous les êtres humains portent en eux et qui se répercutent dans leurs pensées, leurs comportements, les situations et, bien sûr, dans leur entourage. Le pardon prenait un autre sens. Plus loin dans ce récit, je vous entretiendrai d'une philosophie hawaïenne sur la rectification des erreurs, du pardon, soit Ho'oponopono*.

Ayant ressenti une grande paix suite à cette demande de pardon de mon grand-père, cette paix qu'il désirait aussi, j'ai eu le goût de « prolonger » cet état intérieur. J'ai ressenti cette paix pour l'ensemble de la situation et envers l'offenseur et les offensés. Oui, le mot pardon prenait pour moi une autre signification.

> « Pardonner, c'est d'abord se libérer du désir de vengeance et du ressentiment,
> C'est reconnaître à l'offenseur la capacité de grandir,
> C'est reconnaître la joie des pardons reçus des autres,
> C'est libérer l'autre de sa dette et lui vouloir du bien,
> C'est demander la grâce d'aimer au-delà du premier amour.
> Si tu parviens à pardonner, tu te transformeras alors en roi ou en reine. »
> Tiré de « Grandir » de Jean Monbourquette

Dans « Leçons de vie », Élizabeth Kübler-Ross écrit : « *Le pardon consiste en réalité à se libérer de la blessure dans son propre intérêt en comprenant que la rancune est synonyme d'insatisfaction et de tourments. Ceux qui ont du mal à pardonner doivent savoir qu'ils seront les seules victimes de leur attitude.* »

Ces paroles font réfléchir et mettent en image toute la colère, les déceptions, les malaises que provoquent la vengeance et le ressentiment.

La première étape du processus du pardon consiste à considérer à nouveau le fautif comme un être humain qui peut faire des erreurs et être souffrant. Donc, il peut être exactement comme moi : fragile et imparfait avec ses hauts et ses bas, ses blessures. Comme moi, l'autre est humain. Après cette prise de conscience, nous pouvons commencer à lui pardonner et à exprimer sainement notre colère de diverses façons (crier dans la forêt, frapper sur un oreiller, parler à un ami, écrire, etc.) Ensuite, nous découvrons souvent la tristesse, la haine et les blessures qui découlent de cette colère et qui doivent aussi être extériorisées. Vient l'étape la plus difficile ; il faut s'en libérer. Mme Kübler-Ross écrit : « *Le pardon ne concerne pas l'offenseur. Ne vous inquiétez pas de lui, s'il a fait ce qu'il a fait, c'est probablement en raison de soucis personnels qui ne concernent que lui. En passant l'éponge, nous trouverons la liberté. Chacun a ses problèmes, mais ceux des autres ne sont pas notre affaire. Notre affaire, c'est notre paix intérieure, notre bonheur.* »

Une chose intéressante à savoir c'est que la meilleure façon de se pardonner à soi-même est de réaliser que si l'on a commis une erreur, c'est parce que l'on n'avait pas envisagé d'autres solutions. C'était la meilleure alternative à ce moment-là, dans l'état dans lequel nous étions à cette étape de notre vie. Nous pensions agir pour le meilleur et c'est pour cette raison que nous devons nous pardonner, car nous ne pouvons pas tout savoir. Si nous avons blessé quelqu'un, c'était sûrement parce que nous étions mal dans notre peau. Nous aurions agi autrement si cela avait été possible. Nous avions à vivre cette expérience, tout comme la personne offensée que nous avons blessée avait à la vivre également pour apprendre elle aussi de cette expérience et en faire une leçon de vie.

D'ailleurs, sur une note plus joyeuse, imaginez le pardon comme un antibiotique qui permet d'annuler l'effet d'une bactérie appelée autocritique, jugement, rancune ou culpabilité. Tous ces sentiments qui nous pourrissent la vie ! Le nouveau pardon se pratique d'abord pour soi. On accède à cet état après un travail parfois long, souvent difficile, car il oblige à nous remettre en question, à revoir notre part de responsabilité, à prendre le risque d'avoir encore mal, à accepter nos limites et celles des autres. Moi qui, au début de ce carnet, ai abordé de façon « lointaine » et inaccessible la notion du pardon, j'ai fait un pas de géant dans ma démarche.

Par la suite, j'ai laissé venir à moi tout ce qui m'a apporté la richesse d'une nouvelle compréhension, comme Ho'oponopono* que je décrirai plus loin. Je sais maintenant que pardonner et se pardonner à soi-même demandent un travail inhabituel et constant, comme des membres qui s'ankylosent sans exercice. J'ai pu mettre les mots sur une étape du deuil qui est celle du pardon. À mon grand étonnement, j'ai ressenti un besoin, un élan à vouloir revivre l'état de paix que procure le pardon, le pardon à l'autre et le pardon à soi-même. Sans vraiment de commentaire sur les détails de cette missive, voici le fruit de mon laborieux processus de deuil qui, effectivement a été parfois long, souvent difficile, mais à l'image de la fierté d'être plus vivante que jamais. À vivre les étapes du deuil ardemment dans tous ses corps, oui, il est possible de dire un jour « J'ai grandi et j'en suis fière ! »

Est-ce facile pour vous de pardonner ?
Votre perception du pardon est-elle différente
après avoir lu ce texte?

Suggestion de lecture
« Leçons de vie »
Elisabeth Kübler-Ross et David Kessler,
Éditions France Loisirs

Toi qui as fait partie de ma vie,

Je me doute que tu dois être surpris de recevoir mon message. Et moi aussi je le suis d'avoir ce besoin de le faire aujourd'hui. Ce geste, je le pose pour moi d'abord pour être en paix et surtout pour ressentir cette paix aux souvenirs de notre vie à deux et de notre séparation.

Voilà presque un an que nos chemins se sont séparés. Je ne te cacherais pas que cette année a été difficile bien souvent, mais aussi libératrice et enrichissante sur bien des aspects.

Une année de deuil qui m'amène aujourd'hui à sentir le besoin de poser ce geste pour ne plus vivre de la colère et de la déception aux souvenirs d'avant. Juste ressentir une paix à la pensée de cette étape de ma vie qui m'a apporté beaucoup finalement.

Pendant cette année, j'ai réussi à te pardonner et surtout à me pardonner à moi-même, c'est ce qui a été le plus difficile. J'ai réussi à comprendre mes souffrances, tes souffrances. C'est ce qui m'a permis de faire la paix avec moi-même et d'être celle que je suis devenue.

Cette année m'a amenée sur le chemin de l'écriture ; gros projet que je travaille dans les prochains mois. J'en suis très fière.

Tu n'as pas à répondre à ce message. Je ne crois pas que ce soit nécessaire de se voir ou de se parler. Comme je l'écris précédemment, ce geste, je le pose pour moi, pour ressentir la paix à la pensée de tous ceux que j'aime et que j'ai aimés.

Merci d'avoir été sur le chemin de ma vie. Je te souhaite sincèrement une bonne vie.

Marie-Josée

Carnet 13
Une histoire vraie...

Certains diront que je suis folle. D'autres ne comprendront pas et préféreront ignorer. Plusieurs liront mon histoire avec compassion. J'espère seulement que beaucoup se serviront de mon expérience pour évoluer à leur tour. Mais l'important pour moi, c'est de la partager pour me libérer.

Depuis plusieurs semaines, je sais que j'assiste à la conférence de Christian Boudreau, consultant astral, conférencier sur « La vie après la mort », le 27 mars. J'ai également une rencontre privée avec lui le 6 avril à 14 h 30. Depuis longtemps, les phénomènes paranormaux me fascinent et ayant un sixième sens assez développé, il m'importe d'en connaître davantage sur le sujet. Aussi, depuis février 2010, je suis une admiratrice de Mme Joane Flansberry auteur de la « *Bible des Anges* » et les prières aux Anges font partie de mon rituel de prières et de méditations quotidiennes. Ce qui va suivre n'est pas étranger à ma demande de libération de ce qui peut nuire à mon plan et mission de vie…

Je remarque que depuis la prise de mon rendez-vous avec Christian, un mal de tête s'est installé et ne me quitte pas. Aussi, les problèmes de sommeil et les angoisses sont plus fréquents. C'est comme si une partie de moi résiste, et ce, de plus en plus alors que le 27 mars arrive.

Après la conférence, les informations que Christian nous transmet sur les phénomènes de hantise me mettent sur une piste. Serait-ce possible que ma mère (décédée en 2005) me transmette ses peurs et angoisses. Vous devez savoir que ma mère et ma grand-mère maternelle avaient ces mêmes troubles anxieux (transgénérationnel), donc il est possible que je sois « atteinte » aussi. J'ai toujours été consciente de cette situation et je travaille sur « mon cas ».

Aussi, il se produit un phénomène dans ma maison. Je possède une lampe tactile qui allume toute seule à certains moments. J'ai observé ce phénomène il y a environ 15 ans (1995) suite au décès de mon frère. Fait cocasse, je n'ai jamais changé l'ampoule… Après avoir déplacé cette lampe et vérifié les installations électriques, ce phénomène se poursuit indépendamment des mes déménagements, jusqu'à ce que je comprenne que c'est peut-être mon frère qui se manifeste de cette manière. Suite à la mort de ma mère (2005), je reçois des signes provenant d'elle (synchronicités*) et la lampe s'est mise à allumer plus fréquemment à des moments bien précis (périodes plus sombres ou de bien-être). Je comprends qu'elle veut partager mes peines et mes joies et désire me faire savoir qu'elle était là.

Donc, comme j'ai la possibilité à cette étape de ma vie de clarifier ce phénomène et d'autant plus que j'ai sur mon chemin la meilleure personne pour m'y aider, je décide d'aller de l'avant. Ce n'est pas tous les jours qu'une sommité dans le domaine des phénomènes paranormaux est disponible pour une entrevue en privé près de chez moi. Je saisis cette chance, il n'y a pas de hasard. Et surtout, si quelqu'un peut m'aider à régler mon problème de peurs et d'angoisses, cela n'a pas de prix, car pour les sous, ça va s'arranger.

Deux semaines avant la rencontre privée avec Christian, lors d'une méditation, je demande aux êtres de l'Au-delà qui veulent communiquer avec moi d'être présents lors de cette rencontre. Le lendemain, je reçois un appel de sa collaboratrice qui m'offre de devancer ma rencontre de 4 jours. J'accepte et je constate que ma requête a été entendue et qu'il est peut-être urgent que je rencontre Christian.

La rencontre débute en informant Christian de la situation concernant mes peurs, mes angoisses et la piste que j'ai sur le phénomène de hantise suite à la conférence. Sans entrer dans les détails de l'entrevue, nous découvrons que je suis victime de Para hantise* (possession des lieux). Cependant, après avoir rassemblé toutes les informations, nous constatons que je suis, à vrai dire, victime de la Pavo hantise* (possession du corps et des lieux). Christian me confirme que cette entité est dans l'ombre et ne veut pas aller vers la lumière. Cette entité est ma mère.

C'est à la fois un soulagement de comprendre enfin, mais aussi un sentiment que je ne peux décrire. Ayant des connaissances sur ce qui peut se passer lors de la mort et du choix que l'Esprit peut avoir à ce moment, il est clair pour moi que ma mère ne peut être que dans la lumière et non dans l'ombre. Mais j'apprends qu'elle ne voulait pas mourir, qu'elle est bien dans l'ombre. Elle sait comment passer à la lumière, mais qu'elle ne veut pas y aller. Elle continue ce qu'elle devait vivre et faire chez les vivants, par moi. Je suis sa propriété, je suis sa marionnette.

C'est une femme aigrie, en colère, agressive, bornée que j'entends par Christian. Effectivement, elle dit que la maison, c'est chez elle (« *Pourquoi vous avez tout déplacé, je ne me reconnais plus !!!* »), que c'est elle qui a tout arrangé pour que je sois dans la maison avec mon père (j'ai acheté la maison six mois après son décès, sans trop savoir ce que je faisais et ce qui se passait ; mon père occupe le loyer au-dessus du mien), que c'est elle qui a le contrôle, etc. Cette même maison est celle dans laquelle elle a été chez elle, où elle a vécu 10 ans, où elle nous a élevés, mes sœurs et mon frère. La suite de son discours va dans le même sens. Elle n'en démord pas, malgré que Christian et moi essayions de lui faire comprendre qu'elle est morte, etc. Aucune réceptivité de sa part, elle est déchaînée !!! Selon elle, elle ne voulait pas mourir et elle n'est pas morte ! Elle dit que j'ai besoin d'elle, que mon père a besoin d'elle, que nous sommes en train de l'oublier, qu'elle a fait la promesse à mon père qu'elle s'occuperait toujours de ses enfants, qu'elle a sacrifié sa vie pour ses enfants pour le peu de reconnaissance qu'elle a reçu, qu'elle n'a pas eu de vie, que c'est sa maison et qu'elle ne la laissera jamais. Elle dit que je suis son mouton noir, qu'elle n'a pas réussi à me casser (car je lui ai toujours tenu tête…), mais que c'est maintenant que je paye en subissant ce qu'elle a vécu, qu'elle m'a entendue lui demander d'aller dans la lumière lors d'une prière. Quelques jours auparavant, je lui ai parlé pour la préparer à notre rencontre avec Christian et je lui demandais effectivement d'aller dans la lumière, suite à la piste reçue lors de la conférence.

Je pourrais continuer sur cette lancée longtemps dans cette vaine discussion. Mais elle ne m'écoute pas, elle n'écoute personne, rien à faire! Même Damabiah (ange personnel de Christian qui l'assiste dans les séances) n'arrive pas à l'amadouer pour trouver une solution. Aucune réceptivité. Elle engueule Christian ! Elle dit que je ne comprends pas, que ce qui se passe dans la maison reste dans la maison, les voisins n'ont pas besoin de savoir ça. « *Comment vous pouvez aider ma fille, vous ne la connaissez même pas, elle est où votre boule de cristal, j'vous connais pas, vous parlez comme un médecin, vous savez pas ce que c'est d'élever des enfants, j'ai donné ma vie pour eux moi monsieur, je n'ai pas eu de vie, etc. etc.* »

Cependant, lors des pourparlers, nous découvrons une corde sensible : Sébastien (son fils décédé en 1995). Aussi le fait que je lui dise que je l'aime et que je comprends la rassure un peu.

Ici, j'aimerais faire une mise au point. Pendant l'entrevue je n'avais pas de doute que c'était elle. Malgré la peine que j'avais de constater que ma mère était cette entité négative aigrie et bornée. Par ses paroles (entre autres, elle m'appelait « *Josée* »), et ses expressions bien à elle que Christian ne pouvait connaître. Les personnes qui ont écouté l'enregistrement pourront en témoigner. N'ayant plus de corps physique pour « absorber » sa colère (corps qui a été touché par le cancer), cette forte émotion était maintenant à l'état brut.

À ce stade, la solution est qu'elle accepte de passer à la lumière, mais elle ne veut pas! Donc, Christian m'entretient à voix basse sur les choix qui s'offrent à moi ; la faire passer de force à la lumière avec l'aide de deux Anges de la mort ou continuer à vivre avec elle dans la maison dans laquelle elle prendra de plus en plus le contrôle où d'autres entités négatives peuvent s'infiltrer. Non merci, c'est assez!

Christian me demande de lui dire les dernières paroles avant que les Anges de la mort l'amènent vers la lumière. Je lui dis que je l'aime, que c'est maintenant le temps de se libérer, que nous avons la chance d'avoir Christian sur notre chemin pour nous aider. Je veux qu'elle veille sur moi, mais pas de cette façon, car elle m'empoisonne la vie présentement, je ne veux plus vivre ses angoisses. Christian m'a dit par la suite qu'il préférait que je n'aie pas entendu tout ce qu'elle a crié. Merci Christian et je m'excuse pour elle. Je passerai les autres commentaires de cette étape.

C'est fait, elle est passée à la lumière malgré elle. Il le fallait. J'ai ressenti un énorme frisson dans tout mon corps, comme un gros tremblement de terre intérieur, et un courant d'air froid m'envahir. Je me sentais vidée de mon énergie. Elle sortait de moi.

Demain, lundi, Christian viendra purifier et sceller ma maison, pour la vider de toute l'énergie négative imprégnée dans les murs depuis 5 ans.

Tout ce que j'ai vécu, j'ai vu ça à la télévision et vous aussi probablement, mais le vivre c'est autre chose. C'est ce que j'ai vécu de plus intense dans ma vie, émotionnellement et physiquement.

À la sortie de l'entrevue, j'avais des choses à faire et à dire (informer mon père de la situation, faire le rituel avec la chandelle du deuil), mais surtout j'avais à vivre tout cela dans tous mes corps. Christian m'avait prévenue que je ressentirais des nausées, des maux de tête et des angoisses pendant quelques jours. Je devais vivre dans mes corps ce transfert d'énergie qui m'a vidée complètement et c'est peu dire !

Présentement, je reprends vie. Dans la maison, je ressens un grand silence, un grand calme comme quand la visite part et que nous sommes seuls. C'est bien spécial. Elle n'est plus là, mais jusqu'à la purification de la maison, son énergie est encore dans les murs.

Je me demande souvent qui je suis : moi ou elle. Je dois reprendre possession de mes pensées à moi, de mes comportements à moi et de mon environnement. Comme bien des personnes l'avaient remarqué (celles qui ont connu ma mère), de plus en plus, je bougeais comme elle, j'avais ses expressions, ses manies, ses peurs, ses angoisses. Mais surtout, je prends conscience des cinq dernières années, de toute l'emprise que ma mère avait sur ma vie. Pour les personnes qui connaissent mon chien Charlot, je sais maintenant qu'elle en avait pris possession également, qu'elle se servait aussi de lui pour me protéger. C'est un chien très insécure (mêmes peurs et angoisses que ma mère et moi), qui me protège à l'extrême et peut être très agressif et jaloux avec certaines personnes (les personnes qu'elle, elle ne connaît pas), mais doux et calme avec d'autres (mon amoureux, ma fille, ma nièce et certaines amies). Il a le même comportement que ma mère, qui était sa façon de m'aimer. Curieusement, depuis qu'elle est passée à la lumière, Charlot est plus calme, il me regarde et semble se demander ce qui se passe. Quand j'ai choisi mon chien, j'ai demandé qu'il soit en harmonie avec mon Essence*; mais à l'Essence* de qui? Maintenant, je comprends…

Tout se tient dans ce qu'elle a dit : elle avait vraiment le contrôle sur mes pensées et mes comportements et je dois maintenant apprendre à être moi, sans elle. Je ne dirais plus (comme je le disais et pensais tous les jours) une partie de moi ressent ça, mais l'autre partie de moi ressent le contraire.

Tout se tient. C'est presque épeurant ! Elle voulait nous avoir moi et mon père dans la maison, juste pour elle. Je comprends pourquoi je me sentais mal avec certaines personnes dans la maison. Une partie de moi se sentait envahie, l'autre non. Et quand j'écoutais « l'autre non », l'angoisse montait, c'était elle qui me ramenait à l'ordre, qui prenait le contrôle. C'était un combat constant 50, 100 fois par jour. Je comprends enfin que je ne suis pas folle.

Les personnes de mon entourage savent que ma vie est un roman-savon avec des rebondissements presque tous les jours. Entre autres, je comprends pourquoi c'était si compliqué lorsque venait le temps de faire des modifications ou des rénovations dans la maison, elle ne voulait pas que sa maison change. Dans l'entrevue, elle a dit que même si je vendais la maison, elle allait me suivre partout. C'est principalement pour cette raison que j'ai fait le choix de la faire passer à la lumière de cette manière.

Il était facile de devenir comme elle, mais c'était un combat constant pour rester moi-même. Je dois faire le tri d'une poche de vêtements : ça, c'est à moi, ça, c'est à elle. Quand j'arrive à dormir et que je me réveille, j'aimerais que tout cela soit un mauvais rêve, mais non… On pense que cela n'arrive qu'aux autres, mais c'est à moi que c'est arrivé.

Je me suis sentie poussée d'écrire mon histoire ce matin, car demain, après la purification de la maison par Christian, je veux mettre cette étape de ma vie dans mon bagage de souvenirs et ne plus avoir à la raconter, car c'est très pénible d'en parler, de constater que ma mère était une entité négative errante dans ma maison. Je veux seulement vivre la complicité avec les gens qui connaissent mon histoire. Je sais que j'aurai besoin de leurs oreilles, leurs bras et leur amour, car je crois que je suis encore sous le choc, mais que le meilleur est à venir. Mais, surtout je veux être libre enfin.

Voici la suite. Ma maison a été purifiée par un rituel avec sauge et tout l'attirail de la valise de Christian. Pendant un mois, j'ai eu à ingurgiter un liquide appelé « sang de dragon » pour enlever les « scan » de mon organisme que les entités négatives laissent dans le corps physique des personnes possédées. Quelques semaines ont été nécessaires pour retrouver mon énergie suite à cet événement. Christian m'avait conseillé de remiser la lampe qui avait cessé d'allumer.

Quelques semaines après, lors d'un souper avec, entre autres, une amie de ma mère, nous lui avons adressé une prière pour qu'elle soit heureuse et poursuive son cheminement dans la lumière. J'avais installé la lampe près de nous. Après le départ de mes invitées, j'ai laissé la lampe sur la table dans le but de tout ranger le lendemain, mais je me suis aperçue qu'elle était allumée. J'étais vraiment impressionnée, mais surtout inquiète de savoir ce que voulait dire ce phénomène suite aux événements. J'ai décidé de contacter Christian qui m'a rassurée et confirmé que ma mère voulait me dire de cesser mes prières, qu'elle est maintenant dans la lumière, qu'elle est bien et que c'est maintenant à elle de veiller sur moi de la bonne façon cette fois.

Pendant un certain temps, ma lampe a eu une place de choix pour que ma mère puisse se manifester. Je possède aussi un oracle qui me permet d'accueillir les messages qu'elle veut me transmettre ou ceux de mon équipe de l'Au-delà. Ces messages sont toujours de mise : conseil, fierté, prudence, piste de solution, etc. Il arrive même que la lampe allume à la deuxième et troisième intensité. Par exemple, lors de la vente de ma maison, elle a allumé à la troisième intensité avant que le visiteur acheteur arrive pour une visite. J'ai donc compris que c'était « réglé » et effectivement, tout le processus s'est déroulé comme par magie.

Avant tous ces événements, mes prières aux Anges et à mes Guides portaient sur les libérations que je voulais vivre pour me sentir en paix. Qui m'aurait dit que je vivrais une telle libération, digne d'un film à suspense! Tout au long des deux années qui ont suivi, j'ai été guidée à vivre d'autres libérations dont, entre autres, la décision de mettre fin à une relation amoureuse, de faire euthanasier mon chien Charlot et ma chienne Léonie un an après. J'ai dû prendre la décision de vendre la maison. Après beaucoup de questionnement, j'ai demandé à ma mère et à mon grand-père décédés si c'était la bonne décision, car j'étais consciente que c'était la maison paternelle et celle où ma mère avait élevé ses enfants. J'ai reçu des réponses positives de mon oracle et d'une amie médium ainsi que de la lampe comme cité précédemment. Je sais que j'ai été guidée et protégée tout au long du processus.

Ces libérations m'ont amenée à vivre des deuils qui, je peux le dire aujourd'hui, m'ont fait grandir malgré les grandes souffrances. J'ai aussi fait des découvertes pour mieux comprendre mes troubles anxieux comme l'hypersenbilité et l'électrosensibilité*. Le bien-être que je recherchais par ces libérations et ces découvertes, je les ressens aujourd'hui, mais je ressens surtout une immense fierté d'être équilibrée et Vivante.

Après avoir lu cette histoire, quelles sont vos croyances par rapport aux phénomènes paranormaux ?

Suggestion de lecture
« Nos morts ont besoin de vous»
et
« Les morts nous donnent signe de vie »
Marylène Coulombe, Édimag.com

Carnet 14
La puissance du mot Merci

« La gratitude change vos vibrations et votre énergie. Lorsque vous synchronisez votre cœur avec la fréquence de la gratitude, vous ressentez immédiatement une paix intérieure et vous devenez un aimant des bienfaits de la vie. Inversement, lorsque vous pensez de façon négative, vous ne voyez que le problème sans aucune solution. »

Mabel Katz

Faites aujourd'hui le test. Prenez le temps de dire Merci pour le bon repas, le soleil qui illumine votre journée, le bon roman qui vous fera passer un heure agréable, les amis fidèles, le parfum de vos vêtements fraîchement lavés, le sourire de la caissière du dépanneur. Concentrez votre attention sur ce que vous avez déjà dans votre vie; la liberté, un endroit où habiter, la santé. Au moment du bain, dites Merci pour cette eau chaude, pour ce corps. Au moment de la pause-café, remerciez pour cet fruit, cette gâterie, ce café, ce thé. En marchant sur le chemin du travail, Merci pour vos jambes qui vous font avancer, Merci pour ce travail qui vous permet de gagner votre vie.

Je vais vous dire un secret. La gratitude est un outil de nettoyage. En disant Merci, vous lâchez prise et vous permettez à l'Univers de vous offrir le meilleur. En rendant grâce, comme nous le dit Mabel Katz, vous devenez un aimant pour attirer à vous encore plus.

C'est à Okinawa au Japon que l'espérance de vie est la plus élevée au monde. Tous les matins, la plupart des personnes âgées remercient l'Univers de leur permettre d'être en vie. Selon certains, ce remerciement leur permet d'être en forme et de vivre moins de stress, car la gratitude est l'antistress par excellence.

En adoptant un sentiment de gratitude, vous appréciez ce que vous avez plutôt que de déplorer ce qui vous manque. Vous devenez ainsi moins frustré et plus ouvert au bon et au beau mis sur votre chemin. En ne faisant pas un but le fait de détenir des possessions matérielles, vous n'entrez pas dans la comparaison aux autres et ignorez l'envie et appréciez votre vie et votre quotidien. En faisant régulièrement une liste des motifs et choses pour lesquels vous pouvez vous réjouir, c'est une bonne façon de pratiquer la gratitude et de vous sentir mieux. Vous aurez ainsi une meilleure résistance au stress.

> « Ressentir de la reconnaissance sans l'exprimer est comme offrir un cadeau et ne pas l'emballer. » Anonyme

La gratitude avec Bill Marchesin...

Les gens qui obtiennent beaucoup de succès ont développé une qualité essentielle : celle de la gratitude. Une façon simple pour y arriver est de prendre un moment tous les matins en vous levant et tous les soirs avant de vous coucher : vous remerciez l'Univers pour tout ce que vous avez, pour vos clients, pour les bonnes personnes qui vous accompagnent, pour les belles rencontres, pour votre prospérité, votre santé, vos talents, etc. Le secret de la manifestation... rendez grâce pour ce que vous avez!

Concentrez-vous aujourd'hui sur trois éléments de votre vie pour lesquels vous ressentez de la gratitude, et dites : Merci la vie!

Carnet 15
En pleine tempête...

Il y a des jours où l'ennui fait place à l'envie de vivre.

Où la tristesse l'emporte sur le courage.

Où le sentiment de vide est trop lourd à supporter.

Où le besoin de bras qui m'entourent amoureusement devient très fort.

Où la présence de l'Essence* de ma chienne me manque à en pleurer.

Où le sentiment d'être coupable de tant d'absence m'envahit.

Alors, ces moments sombres ne laissent plus la place à la lumière, celle du courage que les autres voient à la surface.

Ce n'est pas parce que mon sourire est beau que mon histoire est belle.

C'est dans la solitude, le silence total que ces sentiments d'abandon peuvent se vivre.

Ce mal nécessaire par lequel s'exprime ce qui doit être.

Être la petite fille qui a besoin que quelqu'un la prenne dans ses bras pour faire fondre cette tristesse.

Pour faire monter ces sanglots qui libèrent...

« - Tu me manques...

- Si je te manque, envoie-moi de l'amour et de la lumière chaque fois que tu penseras à moi.

Ensuite, laisse tomber. Ça ne durera pas toujours. Rien ne dure."

Film « Mange, prie, aime »

Lorsque vous vivez des moments sombres, des épreuves, que vous êtes confronté à des ennuis, vous voulez reprendre le contrôle, maîtriser la situation.

Malheureusement, la vie est faite de montagnes russes et vous êtes installé dans le véhicule sans en avoir le volant. Le seul contrôle que vous avez est la façon de gérer la situation par votre pensée et votre attitude. Il est impossible de dévier le véhicule de sa course. Non seulement c'est infaisable, mais en vous entêtant à vouloir le faire vous vous empêchez de ressentir la sensation de plaisir de vous laisser porter dans la suite des pentes et des contrepentes.

Dans la vie, quand vous pouvez vous le permettre, pourquoi ne pas vous détendre et lâcher prise en sachant que l'existence suit son cours comme prévu, malgré les tumultes. Des tempêtes il y en a eu et il y en aura toujours. Vous n'êtes pas venu sur la terre pour vous cogner la tête contre les murs. Si vous luttez continuellement, c'est peut-être parce que la vie essaie de vous apprendre quelque chose que vous n'avez pas encore compris.

Pour beaucoup de gens, abandonner et lâcher prise est signe de faiblesse. À tout moment, chacun de vous peut trouver un bien-être grâce à sa capacité de lâcher prise, car le refus de renoncer ne fait qu'empirer les choses. Ce combat vous éloigne de l'instant présent, vous empêche de vivre des relations heureuses, détruit votre créativité. Il faut renoncer à vouloir savoir à tout prix ce que le destin vous réserve, cesser de se croire infaillible et de souhaiter contrôler l'incontrôlable.

Lâcher prise, c'est choisir les solutions les plus adaptées selon ce que vous êtes, pensez et selon le moment. Si ces solutions ne s'avèrent pas efficaces, acceptez votre destin, quel qu'il soit. C'est une acceptation de la vie telle qu'elle est. Refuser les situations contre lesquelles vous ne pouvez rien vous épuise et vous dépossède de votre paix intérieure. Avoir la foi, accueillir ce qui est sont le secret. Faire le choix d'être heureux au moment présent.

Dire oui à ce qui se présente sur votre chemin constitue sans doute le moyen le plus rapide et le plus efficace de tirer des leçons d'une situation pénible. Vous ne pouvez rien changer à votre enfance malheureuse, mais vous pouvez quand même avoir une vie agréable. Vous ne pourrez jamais forcer quelqu'un à vous aimer, mais vous pouvez cesser de perdre votre temps et votre énergie à vous faire croire le contraire. Une nouvelle attitude apportera peut-être une paix intérieure. Dès que vous cessez de vouloir modifier le cours des choses, l'Univers vous donne les moyens pour vous faire vivre le bien-être. Accepter la réalité est le plus beau cadeau que vous puissiez vous offrir. Renoncer à se battre, c'est découvrir de nouveaux horizons.

La vie n'est rien d'autre qu'un test

Je me souviens avoir lu, dans les toilettes d'un centre commercial, cette phrase griffonnée sur le mur : « *La vie est un test, rien d'autre. Si c'était pour de vrai, on vous aurait déjà dit où aller et pour quoi faire.* » Ce petit bijou de sagesse humoristique me rappelle qu'il ne faut pas prendre la vie trop au sérieux.

Quand vous regardez les défis de l'existence comme de simples tests, chaque problème posé devient une occasion d'apprendre, même si c'est parfois « à la dure ». Que vous soyez bombardé de responsabilités ou de difficultés apparemment insurmontables, dès que vous les considérez comme des expériences, vous vous ménagez une chance de réussir, de relever les défis proposés à votre sagacité.

Si, par opposition, chaque nouveau problème est à vos yeux un combat épique dont dépend votre survie, vous vous préparez à subir un fort tangage. Vous ne serez heureux que lorsque tout ira parfaitement bien. Et nous savons d'ailleurs que cela n'arrive pas très souvent… Faites l'expérience. Essayez d'appliquer cette idée au prochain obstacle qui se présente. Vous avez peut-être un enfant rebelle ou un patron exigeant. Transformez ce « problème » en « test », plutôt que d'y sacrifier vos forces. Tâchez de voir s'il n'y a pas quelque enseignement à en retirer. Demandez-vous : « Pourquoi cette situation a-t-elle surgi dans ma vie ? Que faudrait-il faire pour la résoudre ? Est-ce que je peux l'aborder différemment? Comme une sorte d'épreuve ? » Vous risquez d'être surpris par les changements qui vont s'opérer.

Par exemple, il fut une époque où je me plaignais sans arrêt de ne pas avoir assez de temps. Je courais après mon agenda. Je m'en prenais aux embouteillages, à mes collègues de travail, à ma famille, bref à tout ce qui me tombait sous la main.

Puis j'ai enfin réalisé que pour être heureuse, je ne devais pas nécessairement organiser ma vie de façon parfaite pour gagner toujours plus de temps, mais plutôt reconnaître enfin que rien ne m'obligeait à viser la perfection !

En d'autres termes, mon vrai travail consistait à voir ma lutte comme un test. Cela m'a aidé à gérer mes plus grandes frustrations. J'ai encore parfois un peu de mal avec ma perception du manque de temps, mais moins qu'auparavant. J'accepte de mieux en mieux la vie telle qu'elle est.

Source : Richard Carlson

Paulo Coelho et le cœur,

Ne t'abandonne pas au désespoir...

Cela empêche de pouvoir converser avec ton cœur.

Personne ne peut fuir son cœur.

C'est pourquoi il vaut mieux écouter ce qu'il dit.

- Alors pourquoi dois-je écouter mon cœur?

Parce que tu n'arriveras jamais à le faire taire. Et même si tu feins de ne pas entendre ce qu'il te dit, il sera là, dans ta poitrine et ne cessera de répéter ce qu'il pense de la vie et du monde.

Il y a des moments dans la vie où nos sentiments les plus profonds ne peuvent s'exprimer autrement que par nos larmes; il ne faut donc pas les retenir étant donné qu'elles proviennent du cœur et non de l'orgueil.

Mon cœur est blessé, mais il se rétablit et j'entrevois de nouveau la beauté de la vie. Cela m'est déjà arrivé, cela m'arrivera de nouveau, j'en suis certain. Lorsque quelqu'un s'en va, c'est que quelqu'un d'autre va arriver. Je rencontrerai de nouveau l'amour.

« Dans mes moments de solitude, j'aime bien confier mes secrets à la montagne.

Un jour où j'étais triste, j'ai crié de toutes mes forces :

« La vie est méchante! »

Et l'écho m'a répondu : « Chante... chante... chante »

Auteur inconnu

**Est-ce que le lâcher-prise sera plus facile pour vous
après avoir lu ce carnet ?
Comment pensez-vous le mettre en pratique ?**

Suggestion de lecture
« Vivre selon la voie la plus facile »
Mabel Katz, Le Dauphin Blanc

Carnet 16
Le détachement

À l'été 2011, je vivais avec, ou plus précisément, j'assumais la décision de vendre ma maison en raison de problèmes financiers devenus sérieux étant seule à tout assumer depuis deux ans. J'ai donc fait le choix d'épurer, de vendre, de donner, de brûler, de jeter, de nettoyer, d'emballer. Je n'ai gardé que ce qui me serait utile dorénavant. Ce fut un gros exercice de détachement. Mais une fois le processus entamé, c'est intéressant de constater comment cela peut être libérateur et thérapeutique. Apprendre à se détacher des biens matériels veut aussi dire de faire un gros travail sur son insécurité. J'ai compris que vouloir tout garder au cas où, c'est s'empêcher d'être libre. C'est demeuré accroché au passé, c'est se créer des besoins, des responsabilités et des obligations pour arriver à garder des biens matériels souvent en surplus par peur de manquer de quelque chose.

Avez-vous pensé au temps et à l'énergie dépensés inutilement, à nettoyer, entretenir, entreposer, etc. tout ce que l'on peut accumuler de superflu dans une maison au cas où? Imaginez comment le grand ménage annuel pourrait être moins fastidieux si nous n'avions pas autant de choses superfétatoires dans notre environnement! Pour quelles raisons entasser des tonnes de paquets de papier de toilette, des douzaines de bouteilles de ketchup alors qu'ils sont en vente chaque semaine au supermarché du coin? Et finalement, avez-vous pensé aux pauvres enfants de parents décédés qui ont la tâche de liquider tous ces biens?!

« L'argent seul n'amène pas le succès. Le succès, dans sa forme la plus élevée et la plus noble, demande la paix de l'esprit, la joie et le bonheur qui viennent seulement à l'homme qui a trouvé le travail qu'il préfère. »

Napoléon Hill

Dans mon triage, les trois questions étaient : est-ce que c'est utile? Est-ce que je l'aime? Est-ce qu'il me servira à court terme? Oui ou non. Dans la négative, je le donnais à une amie pour sa vente de garage, ou je vendais à petit prix, ou je mettais à la récupération ou aux vidanges, ou je le brûlais. J'ai gardé ou réparti les souvenirs aux personnes concernées.

Tout cet exercice de nettoyage devait se faire, car j'aménageais dans un 3½ pièces, et ce, sans ma chienne Léonie. Ouffff! Même si j'ai tout tenté pour la garder avec moi, ce n'était pas possible. Un gros exercice de détachement. J'ai eu le courage que j'ai demandé (encore une fois en moins d'un an) de la faire euthanasier la journée avant le déménagement après avoir fait toutes les démarches afin de lui trouver une bonne famille. Ma chère Léonie a été dans ma vie pour une année; elle m'a très bien accompagnée. Merci ma belle fille... Aujourd'hui, je sais que c'était le bon choix, car je n'aurai pas supporté la savoir ailleurs; elle est très bien au paradis des chiens.

Et la vie a mis sur ma route Mica, une chienne identique à Léonie qui appartient à mes nouveaux voisins. La première fois que nous nous sommes vues, c'est comme si c'était Léonie qui venait à moi après quelques semaines; elle était excitée de me revoir! J'étais certaine que c'était elle. Je pensais rêver. Elle vient à ma porte au moment où j'en ai besoin; je m'amuse un peu avec elle et elle repart chez son maître. Je sens l'Essence* de Léonie en elle. Je sais d'où me vient ce merveilleux cadeau... Merci! Cela m'aide à me sentir moins coupable de lui avoir enlevé la vie...

L'été 2010, c'était le deuil de ma vie de dix ans avec mon amoureux et du départ de Charlot. Cette grande souffrance était aussi synonyme de libération que je vivrais plus tard, après avoir vécu ma peine, après la tempête.

Tous ces événements ainsi que d'autres situations non mentionnées dans mon récit, m'ont apporté beaucoup de chagrin, ont drainé mes énergies, mais ont aussi fait en sorte que j'ai appris le détachement et le lâcher-prise, car souvent tout allait si vite que je perdais le contrôle et je m'en remettais à plus grand que moi... Je demandais l'énergie et le courage pour poursuivre.

Une autre décision concernant le détachement a été nécessaire, soit celui de couper mes cheveux colorés et devenir naturelle (poivre et sel). Je m'y suis préparée pendant plusieurs semaines. Ce fut un choc pour tout le monde à mon retour au travail, mais c'est une libération pour moi, car mon corps ne supportait plus la coloration. Je ne regrette aucunement cette décision. Je m'aime beaucoup au naturel. Je suis moi et c'est très bien. Des personnes m'ont demandé comment allait ma santé, peut-être pensaient-elles que j'avais reçu, par exemple, des traitements de chimiothérapie. Effectivement, je pense souvent aux femmes qui doivent se faire raser le crâne par obligation lorsqu'elles ont à subir de tels traitements. Je l'ai fait un peu par solidarité. Si un jour je devais en arriver là, je sais maintenant par expérience, que j'ai un beau coco et que ce n'est pas la fin du monde, des cheveux, ça repousse!

J'ai appris à me détacher des biens matériels et à évaluer mes besoins réels en période de récession. À un certain moment, après avoir payé l'hypothèque et les taxes, les frais courants et de la maison, la pension alimentaire, mes menues dépenses et ma nourriture que je devais restreindre très souvent, je n'avais pas les moyens de débourser pour des futilités. Encore aujourd'hui, les achats que je fais sont vraiment nécessaires. Je suis capable d'évaluer l'utilité ou non de chaque dépense. Je n'ai pas cette compulsion d'acheter pour combler un vide, ce qui est souvent un besoin de sécurité.

**Quels sont les obstacles que vous avez surmontés
et dont vous êtes fier ?**

**Comment le détachement pourrait-il vous aider
à mieux vivre les épreuves ?**

Suggestion de lecture
« La Sophia s'adresse à vous... »
Enseignement d'un Maître spirituel
Thérèse Gagnon, Le Dauphin Blanc

Carnet 17
La solitude

La solitude n'est pas une fin en-soi, mais un passage nécessaire qui permet de trouver les personnes avec lesquelles vous serez en parfaite harmonie; la première étant vous-même.

Pour beaucoup de gens, la croyance qu'être seul est le pire des maux. À l'école, vous avez tous vécu le sentiment d'être abandonné ou rejeté en n'étant pas choisi par le groupe lors des jeux d'équipe. À la simple pensée de se retrouver seul, combien d'entre vous s'effondrent ou tombent dans une dépendance?

Cependant, pour explorer les richesses de votre monde intérieur, il vous faut surmonter la peur de la solitude, apprendre à rester seuls, prendre le temps d'être avec vous-même en surmontant l'envie de se divertir avec la télévision, l'ordinateur, les amis, la foule qui ne sont que des substituts. Vous vivrez bien sûr beaucoup de souffrances et d'émotions par lesquelles votre ego ne manquera pas de vous assaillir. Malgré tout, après avoir accueilli ces sensations, l'expérience de rencontrer votre Essence* dans la solitude vous fait découvrir des sentiments, des paroles, des images. Apparaîtront le silence, la paix, la présence à soi qui deviendront vos amis dans cette solitude apprivoisée.

> « Sans la solitude, l'Amour ne restera pas très longtemps à tes côtés.
> Parce que l'Amour a aussi besoin de repos, pour pouvoir voyager
> dans les cieux et se manifester sous d'autres formes. »
> Paulo Coelho

J'ai souvent vécu de la solitude lors de périodes où j'aurais aimé avoir une présence. Les personnes qui auraient pu répondre à mon besoin n'étaient pas disponibles ou plus dans ma vie. Souvent, j'avais hâte au lundi pour retrouver mes collègues de travail. J'avais le goût de voir des gens après un week-end de solitude imposée. Mais j'avoue que finalement cette solitude, j'en avais besoin et c'est ce qui me permettait de cheminer et d'apprendre à être bien avec moi-même sans dépendre des autres pour me distraire. C'étaient des étapes essentielles.

Effectivement, si vous parvenez à rester seul, l'ego mourra, le mental s'estompera, car il doit toujours être en relation avec quelqu'un. Dans la solitude, l'ego périclite. Donc, si vous avez le courage de rester seuls et de dépasser les souffrances et les émotions, graduellement l'ego se dissoudra. Oui, la solitude ébranle l'égo. Quand vous êtes prêts à accepter la solitude, sans fuite, sans retour en arrière, sans dépendance, elle devient une opportunité enrichissante. L'espace libéré laissé par l'ego peut être enfin rempli de paix et de lumière.

Ne fuyez pas la solitude. En l'apprivoisant, la conscience s'élargit, s'éveille. C'est avec elle que nous pourrons atteindre la paix et le bien-être.

« La solitude n'est pas l'absence de compagnie, mais le moment où notre âme est libre de converser avec nous et de nous aider à décider de nos vies. » Paulo Coelho

Connaissez-vous la vieille expression italienne dolce farniente*? La douceur de ne rien faire. Pourquoi ne pas vous accorder ce temps d'arrêt dans ce monde où tout va si vite? Comme il est relaté dans le film « Mange, prie, aime », cette habitude est courante en Italie. Elle est difficilement applicable en Amérique du Nord en raison de nos croyances. On doit constamment meubler nos journées de sorte de ne pas avoir de moment libre. On finit donc par courir après le temps. Écoutez vos collègues de travail le lundi matin. Ils ont fait beaucoup de choses et manqué de temps pour relaxer, se reposer du tourbillon vécu pendant la semaine, s'offrir un moment en amoureux, être présents pour les enfants, etc. Ces activités qu'ils doivent encore remettre au week-end prochain. Mais si vous dites : « Moi, dimanche, j'ai pratiqué la dolce farniente*... » Les regards que vous recevrez vous feront certainement sentir coupable! Coupable, mais pas épuisé pour entreprendre une semaine de travail...

Carnet 18
Mes coups de cœur

Le jour où je me suis aimée pour de vrai...

J'ai compris qu'en toutes circonstances,

j'étais à la bonne place, au bon moment.

Et alors, j'ai pu me relaxer.

> **Aujourd'hui, je sais que cela s'appelle... l'Estime de soi.**

Le jour où je me suis aimée pour de vrai,

j'ai pu percevoir que mon anxiété et ma souffrance émotionnelle

n'étaient rien d'autre qu'un signal

lorsque je vais à l'encontre de mes convictions.

> **Aujourd'hui, je sais que cela s'appelle... l'Authenticité.**

Le jour où je me suis aimée pour de vrai,

J'ai cessé de vouloir une vie différente

et j'ai commencé à voir que tout ce qui m'arrive

contribue à ma croissance personnelle.

> **Aujourd'hui, je sais que cela s'appelle... la Maturité.**

Le jour où je me suis aimée pour de vrai,

j'ai commencé à percevoir l'abus

dans le fait de forcer une situation ou une personne,

dans le seul but d'obtenir ce que je veux,

sachant très bien que ni la personne ni moi-même

ne sommes prêts et que ce n'est pas le moment...

> **Aujourd'hui, je sais que cela s'appelle... le Respect.**

Le jour où je me suis aimée pour de vrai,

j'ai commencé à me libérer de tout ce qui n'était pas salutaire, personnes, situations, tout ce qui baissait mon énergie.

Au début, ma raison appelait cela de l'égoïsme.

Aujourd'hui, je sais que cela s'appelle… l'Amour propre.

Le jour où je me suis aimée pour de vrai,

j'ai cessé d'avoir peur du temps libre

et j'ai arrêté de faire de grands plans,

j'ai abandonné les méga-projets du futur.

Aujourd'hui, je fais ce qui est correct, ce que j'aime

quand cela me plait et à mon rythme.

Aujourd'hui, je sais que cela s'appelle… la Simplicité.

Le jour où je me suis aimée pour de vrai,

j'ai cessé de chercher à avoir toujours raison,

et je me suis rendu compte de toutes les fois où je me suis trompée.

Aujourd'hui, j'ai découvert … l'Humilité.

Le jour où je me suis aimée pour de vrai,

j'ai cessé de revivre le passé

et de me préoccuper de l'avenir.

Aujourd'hui, je vis au présent,

là où toute la vie se passe.

Aujourd'hui, je vis une seule journée à la fois.

Et cela s'appelle… la Plénitude.

Le jour où je me suis aimée pour de vrai,

j'ai compris que ma tête pouvait me tromper et me décevoir.

Mais si je la mets au service de mon cœur,

elle devient une alliée très précieuse !

Tout ceci, c'est… le Savoir vivre.

Nous ne devons pas avoir peur de nous confronter.

Du chaos naissent les étoiles.

Charlie Chaplin

Ce que vous devez abandonner pour être heureux

Au cours de notre existence, nous adoptons des habitudes et des comportements qui nous causent de la douleur et du stress. Nos vies ne commencent à s'améliorer que lorsque nous nous rendons compte de l'absurdité de ces attitudes et que nous prenons des mesures pour les abandonner. Voici une liste de conseils qui vous permettront d'améliorer votre vie et de vous rendre plus heureux

Premier conseil : Abandonnez votre besoin d'avoir toujours raison - Certains d'entre nous ne peuvent supporter l'idée d'avoir tort, et parfois, ils mettent en péril des relations avec des personnes importantes pour eux. Pourtant, cela n'en vaut jamais la peine. Au moment où vous sentez que vous voulez prouver que vous avez raison, demandez-vous: « Est-il plus important que j'aie raison, ou que je sois sympa ? »

Deuxième conseil : Abandonnez votre besoin de contrôle - Laissez tomber votre désir de contrôler toutes les situations, les choses et les personnes autour de vous. Laissez-leur la possibilité d'être tels qu'ils sont réellement et vous vous sentirez bien mieux.

Troisième conseil : Cessez les reproches - Abandonnez votre besoin de blâmer les autres pour ce que vous n'avez pas ou ce que vous ressentez, ou ne ressentez pas. Cessez d'abandonner vos pouvoirs et reprenez la responsabilité de votre vie.

Quatrième conseil : Abandonnez la négativité - Cessez de vous apitoyer sur vous-même et de n'envisager que l'échec. Croyez en vous, et ne croyez pas tout ce que votre esprit vous souffle, surtout si ce sont des pensées négatives et démotivantes.

Cinquième conseil : Abandonnez les limites que vous vous attribuez - Arrêtez-vous de vous donner des limites sur ce que vous pouvez faire, et ne pouvez pas faire.

À partir de maintenant, ne laissez plus ces limites s'imposer à vous et déployez vos ailes pour voler aussi haut que vous le pouvez.

Sixième conseil : Cessez de vous plaindre - Cessez de vous plaindre des situations, des choses, des gens. Personne ou rien ne peut vous rendre malheureux, à moins que vous ne le permettiez. Ce n'est pas la situation qui déclenche ces sentiments en vous, mais plutôt votre façon de l'envisager.

Septième conseil : Abandonnez la critique - Arrêtez de critiquer les autres, les choses ou les évènements qui sont différents de vous en permanence. Les gens sont tous uniques, et pourtant ils sont semblables. Nous voulons tous le bonheur, aimer et être aimé. La critique est tout à fait inutile.

Huitième conseil : Abandonnez le besoin d'impressionner les autres - Cessez de faire tant d'efforts pour être quelqu'un que vous n'êtes pas, uniquement parce que vous voulez vous faire aimer. Les choses ne marchent pas ainsi. Au contraire, au moment où vous laisserez tomber le masque et accepterez d'être vous-même, vous constaterez que les autres seront naturellement attirés par vous.

Neuvième conseil : Cessez toute résistance au changement - Le changement est bon et la seule chose qui vous permettra d'évoluer, d'améliorer votre vie et celle de ceux qui vous entourent. Acceptez le changement de bon augure, ne lui résistez pas.

Dixième conseil : Abandonnez les étiquettes - Cessez d'étiqueter les choses, les gens ou les évènements que vous ne comprenez pas ou que trouvez différents. Et essayez d'ouvrir peu à peu votre esprit. Votre esprit ne fonctionne que s'il est ouvert à de nouvelles choses.

Onzième conseil : Abandonnez vos peurs - La peur est une illusion, elle n'existe pas, c'est une chose que vous avez créée.

Douzième conseil : Cessez les excuses - La plupart du temps, les excuses nous limitent. Elles nous bloquent sur une situation, nous empêchant de nous développer, d'améliorer nos vies et celles des autres. Dans 99,9% des cas, ces excuses ne sont même pas réelles.

Treizième conseil : Abandonnez le passé - Abandonner le passé n'est pas évident. Souvent, il semble tellement mieux que le présent, et l'avenir est si effrayant. Mais le présent est tout ce que vous avez, et vous n'aurez jamais rien d'autre. Cessez de vous illusionner et soyez présent dans tout ce que vous faites et profitez de la vie. La vie est un voyage, et non une destination.

Quatorzième conseil : Lâchez prise - À partir du moment où vous vous détachez des choses (ce qui ne signifie pas que vous cessez de les aimer, l'amour et l'attachement n'ayant rien à voir l'un avec l'autre), vous devenez paisible, tolérant et serein. Vous pourrez alors comprendre les choses sans avoir à vous forcer.

Quinzième conseil : Cessez de vivre en fonction des attentes des autres - Beaucoup trop de gens se conforment à ce que leurs parents, leurs amis, leurs professeurs, le gouvernement…, attendent d'eux. Ils n'écoutent pas leur voix intérieure. Ils sont tellement soucieux de plaire aux autres qu'ils perdent le contrôle sur leur vie. Vous n'avez qu'une seule vie, c'est ici et maintenant. Vous devez vivre votre vie, et en particulier veiller à ce que l'opinion des autres ne vous écarte pas de la voie que vous vous êtes tracée.

Source : Mylène Vandecasteele

Les 15 habitudes ou croyances des gens négatifs

Dans notre quête du bonheur, trop souvent, nous mettons nous-mêmes des obstacles sur notre propre chemin. Voici quelques habitudes et croyances que les gens peuvent avoir et qui ruinent leur propre bonheur.

Première habitude : Le commérage - Si vous êtes heureux avec votre propre vie, pourquoi se soucier de ce qui se passe chez les autres? La seule chose que cette habitude produit, c'est de vous donner l'air piteux et jaloux.

Deuxième habitude : Se mêler des problèmes des autres - Les gens qui ne peuvent pas s'empêcher d'interférer avec les affaires des autres le font souvent parce qu'ils souffrent du vide de leur existence, qu'ils cherchent à combler de cette manière.

Troisième habitude : Penser négativement - Certains passent leur temps à se plaindre de tout et de tout le monde, tandis que d'autres, plus optimistes, voient toujours le verre à moitié plein. Se concentrer sur le positif permet de se sentir heureux.

Quatrième habitude : Être jaloux - Les gens heureux ne se comparent pas avec les autres parce qu'ils se satisfont de ce qu'ils ont et ils prennent du plaisir à célébrer les réussites de leurs amis.

Cinquième habitude : Rechercher l'approbation des autres - Les gens heureux n'ont pas besoin que les autres leur reconfirment leur valeur personnelle. Ils savent ce qu'ils valent et ils ne se soumettent pas aux attentes des autres, ce qui leur permet de se concentrer sur leur développement personnel.

Sixième habitude : Se venger - Au lieu de chercher la vengeance, les gens heureux essayent de solutionner le problème et de l'oublier. La meilleure vengeance est de vivre une bonne vie.

Septième habitude : Garder du ressentiment - La seule chose que l'on gagne avec le ressentiment, c'est l'augmentation de sa propre tristesse. Apprenez à lâcher prise, spécialement pour les choses que vous ne pouvez pas changer, et qui appartiennent au passé.

Huitième habitude : Vouloir avoir raison à tout prix - Exposez votre point de vue de manière respectueuse et écoutez celui des autres. En discutant indéfiniment pour essayer de convaincre les autres, vous ne faites que tenter de redorer votre ego. Cessez d'imposer votre point de vue, ou de croire que vous savez mieux que les autres : chacun vient de quelque part.

Neuvième habitude : Avoir des attentes envers les autres - Un des plus grands défis de l'existence est d'accepter les gens tels qu'ils sont réellement. Vous vous sentirez plus serein lorsque vous comprendrez que vous ne pouvez pas changer les gens.

Dixième habitude : Ignorer les problèmes personnels - Seuls les gens malheureux ignorent les problèmes quand ils surviennent. Malheureusement, plus vous ignorez le problème, et plus il devient important.

Onzième croyance : Le bonheur est ailleurs - Le vrai bonheur est ici et en vous. Vous seul avez le pouvoir de voir les choses sous un angle positif. Aucune possession matérielle ou relation humaine ne peut vous rendre heureux si vous n'êtes pas déjà satisfait avec vous-même.

Douzième croyance : Les gens heureux ont confiance en eux - Ils ne sont pas des suiveurs, mais plutôt des guides. Trop réfléchir. L'excès de réflexion produit des problèmes à partir de rien et mène à des désaccords entre les personnes. Sur-analyser les situations et les évènements ne conduisent qu'à produire du stress et de l'anxiété, et jamais de décisions rationnelles.

Treizième habitude : Vivre dans le passé - Le passé est le passé et vous pouvez plus changer quoi que ce soit. C'est dans le présent et l'avenir que l'on peut construire son bonheur. Suivre le troupeau. Les gens heureux ont confiance en eux. Ils ne sont pas des suiveurs, mais plutôt des guides.

Quatorzième habitude : Prendre les choses personnellement - Lorsqu'une personne vous adresse un commentaire, sachez prendre du recul, et éviter de sur-analyser ce qu'elle vient de dire, mais laissez-la plutôt expliquer sont point de vue. C'est à vous de décider comment vous interprétez la critique. Pensez à ce que vous pourriez apprendre en examinant les choses sous un angle différent du vôtre, lorsque vous considérez que les critiques sont constructives.

Quinzième croyance : Être né pour « un petit pain » - Avoir le courage de changer les choses et avoir la foi que les efforts porteront fruit sont les croyances des personnes positives. Songez à ce que peuvent créer des pensées positives, un environnement positif et des bonnes vibrations sur l'avenir et sur les comportements d'une communauté; vous pourrez alors vous nourrir de positivisme pour ne plus revenir dans le négativisme.
Source : Elite Daily

Réussir

Réussir, ce n'est pas toujours ce que l'on croit.
Ce n'est pas devenir célèbre, riche ou encore puissant.
Réussir, c'est ouvrir les yeux le matin
et être heureux de ce qu'on va faire durant la journée.
C'est travailler avec des gens que nous aimons.
Réussir, c'est être en contact avec le monde et communiquer sa passion.
C'est trouver une façon de rassembler des gens
qui n'ont peut-être rien d'autre en commun que des idées.

Réussir, c'est trouver le bien-être dans la solitude.

C'est la fierté de maintenir le gouvernail de notre navire, malgré la tempête.

C'est se coucher le soir en se disant qu'on a fait du mieux qu'on a pu.

Réussir, c'est connaître la joie, la liberté et l'amitié.

Je dirais que réussir, c'est de s'aimer...

Histoire d'un âne et d'un puits

Un jour, l'âne d'un fermier tomba dans un puits. L'animal gémissait pitoyablement pendant des heures et le fermier se demandait quoi faire. Finalement, ce dernier décida que l'animal était vieux et que le puits devait disparaître de toute façon; ce n'était pas rentable pour lui de récupérer l'âne. Il a invité ses voisins à venir et à l'aider. Ils ont tous saisi une pelle et ont commencé à enterrer le puits.

Au début, l'âne a réalisé ce qui se produisait et s'est mis à crier terriblement. Puis, à la stupéfaction de chacun, il s'est tu. Quelques pelletées plus tard, le fermier a regardé dans le fond du puits et a été étonné de ce qu'il a vu. Avec chaque pelletée de terre qui tombait sur lui, l'âne faisait quelque chose de stupéfiant. Il se secouait pour enlever la terre de son dos et montait dessus.

Pendant que les voisins du fermier continuaient à pelleter sur l'animal, il se secouait et montait dessus. Bientôt, chacun a été stupéfié que l'âne soit hors du puits et qu'il se mit à trotter!

La vie va essayer de vous engloutir de toutes sortes d'ordures. Le truc pour se sortir du trou est de se secouer pour avancer. Chacun de nos ennuis est une pierre qui permet de progresser. Nous pouvons sortir des puits les plus profonds en n'arrêtant jamais, ne jamais abandonner! Secouez-vous et foncez!

Auteur inconnu

Lettre d'une mère à sa fille

Ma fille,

Le jour où tu trouveras que j'ai vieilli, aie de la patience envers moi et essaie surtout de comprendre ce que je traverse et de me comprendre. Si lorsque nous parlons, je répète la même chose des dizaines de fois, ne m'interromps pas pour me dire: "Tu as dit la même chose il y a une minute". Écoute-moi s'il te plaît. Souviens-toi, quand tu étais petite, tu voulais que je te lise la même histoire, soir après soir, jusqu'à ce que tu t'endormes.

Si je ne souhaite pas prendre un bain, ne te mets pas en colère et ne me mets pas mal à l'aise en disant que c'est une honte. Souviens-toi combien de raisons je devais inventer pour te faire prendre un bain quand tu étais petite.

En voyant mon ignorance vis-à-vis des nouvelles technologies, ne te moque pas de moi, mais laisse-moi plutôt le temps d'assimiler tout ça et de comprendre. Je t'ai appris tant de choses: comment te tenir à table, t'habiller, te coiffer, comment appréhender les défis de la vie...

Le jour où tu trouveras que j'ai vieilli, aie de la patience envers moi et essaie surtout de comprendre ce que je traverse et de me comprendre.

S'il m'arrive à l'occasion d'oublier ou de ne pouvoir suivre une conversation, laisse-moi le temps nécessaire pour me souvenir et si je n'y parviens pas, ne te montre pas irritée, impatiente ou condescendante: le plus important pour moi, c'est d'être avec toi, de partager des moments avec toi.

Quand mes jambes ne me permettront plus de me déplacer comme auparavant, tends-moi la main comme je te l'ai tendue pour t'apprendre à faire tes premiers pas.

Quand ces jours approcheront, ne sois pas triste. Sois tout simplement avec moi et comprends-moi alors que je m'approche de la fin de ma vie, avec amour et gratitude.

Je te chéris et te remercie pour les moments passés ensemble et la joie éprouvée.

Avec un sourire et tout l'amour que je ressens pour toi, je souhaite juste te dire ma fille: je t'aime.   *Auteur inconnu*

Les amis, c'est comme le sable

Un garçon de sept ans se promenait sur la plage en compagnie de sa maman.

Subitement, il demanda: « Maman, comment fait-on pour garder un ami quand finalement on en a trouvé un? »

La maman réfléchit quelques instants, se baissa et prit deux poignées de sable.

Tenant les paumes vers le haut, elle ferma une main et pressa fortement: le sable s'échappa entre ses doigts et, plus elle serrait le poing, plus le sable s'enfuyait.

En revanche, elle tenait l'autre main bien ouverte: le sable y demeura intégralement.

L'enfant observa la démonstration avec étonnement puis s'écria:

« Je comprends! »

Auteur inconnu

La leçon du papillon

Un homme s'étant assis sur le banc d'un parc remarqua, dans un feuillage près de lui, un cocon qui bougeait. Il prit le temps d'observer ce phénomène, soit un papillon qui semblait s'efforcer de sortir par le petit trou de son cocon. Après un long moment, le papillon semblait avoir abandonné, et on aurait dit qu'il avait fait tout ce qu'il pouvait pour sortir de ce trou, mais sans succès. Alors, l'homme décida d'aider le papillon : il prit son petit canif de poche et ouvrit le cocon.

Le papillon sortit aussitôt, mais son corps était maigre et engourdi, ses ailes étaient peu développées et bougeaient à peine. L'homme continua à l'observer, pensant que d'un moment à l'autre, les ailes du papillon s'ouvriraient et seraient capables de supporter le corps du papillon pour qu'il puisse prendre son envol. Il n'en fut rien ! Et le pauvre papillon passa le reste de son existence à se traîner par terre avec son maigre corps et ses ailes rabougries. Jamais il ne put voler.

> *« Accompagner quelqu'un ce n'est pas le précéder lui indiquer la route,*
> *lui imposer un itinéraire, ni même connaître la direction qu'il va prendre,*
> *c'est marcher à ses côtés... au rythme de son pas. »*
> Auteur inconnu

Ce que l'homme, avec son geste de gentillesse et son intention d'aider, ne comprenait pas, c'est que le passage par le trou étroit du cocon était l'effort nécessaire pour que le papillon puisse transmettre le liquide de son corps à ses ailes de manière à pouvoir voler. C'était le moule à travers lequel la Vie le faisait passer pour grandir et se développer.

La morale de cette histoire est que, parfois, l'effort est exactement ce dont nous avons besoin dans la vie pour nous dépasser. Si l'Univers nous permettait de vivre notre vie sans rencontrer d'obstacles, nous serions limités. Nous ne pourrions pas être aussi forts que nous le sommes. Nous ne volerons jamais...

La leçon du miroir

Au milieu d'une brousse profonde se trouvait un temple magnifique. Ses murs recouverts d'or brillaient au soleil. Son intérieur était orné de milliers de miroirs en cristal pur.

Un jour, un chien qui s'était perdu se retrouva devant ce temple. Il admirait cet édifice resplendissant et décida de se l'approprier. Lorsqu'il entra dans la salle des miroirs, il se trouva entouré de milliers de chiens qui l'observaient. De peur que ces bêtes ne lui disputent le territoire, il retroussa ses babines et se mit à gronder et à aboyer furieusement. Tous les chiens l'imitèrent! Ce comportement le rendit si furieux et si féroce qu'il se brisa la nuque en se jetant sur l'un d'eux.

Des années plus tard, un autre chien vint à se perdre et arriva devant le temple. En entrant dans la salle des miroirs, il fut si heureux de voir tant de chiens dans ce coin perdu qu'il se mit à remuer la queue joyeusement! Et comme tous les autres firent de même, il se sentit bien accueilli et décida de revenir souvent au temple revoir ses nouveaux amis!

Moralité : une attitude positive attire des résultats positifs. Une attitude négative vous attire également du négatif. Une attitude agressive engendre des réponses également agressives. Un sourire peut souvent désamorcer une personne prête à « mordre... » À vous de choisir quelle attitude vous voulez adopter dans votre vie...

J'ai demandé la force...

La Vie m'a donné les difficultés pour me rendre fort.

J'ai demandé l'intelligence et la sagesse...

La Vie m'a donné des problèmes à résoudre.

J'ai demandé la prospérité...

La Vie m'a donné un cerveau et des muscles pour travailler.

J'ai demandé l'amour...

La Vie m'a donné des amis à aider dans leurs problèmes.

Je n'ai rien reçu de ce que j'ai demandé...

Mais j'ai obtenu tout ce dont j'avais besoin pour les réaliser !

Quels sont vos rêves?

**Aujourd'hui, si vous n'aviez aucune barrière,
quelles seraient vos actions pour les réaliser ?**

Suggestion de lecture
*« Que faire quand la souffrance et la maladie
frappent à notre porte?»
La spiritualité en harmonie avec la médecine
Jean-Paul Simard, Édition Anne Sigier, 2008*

Carnets 19
Des choix vous dites ? Oui, encore !

Mais le 2 avril 2013, j'ai eu besoin d'aide. J'ai rencontré un médecin parce que je n'avais plus le courage d'être courageuse. Épuisement majeur ou si vous préférez, dépression, burn-out. La remontée vers la vitalité a été difficile, autant que les trois dernières années. Épuisement physique, cérébral, émotionnel. Les gens qui ont vécu cet enfer me comprendront. Mais cette période était là pour différentes raisons : repos complet, encore des choix pour que je poursuive les libérations. Le moment était arrivé; c'est au niveau professionnel cette fois-ci que je devais continuer le ménage de ma vie.

Je savais qu'un jour je devrais faire face à des choix concernant mon travail. Comment quitter un emploi comme celui que j'occupais depuis douze ans, soit dans le domaine municipal, avec un salaire enviable et des bonnes conditions ? La sécurité. Surtout que j'étais seule à subvenir à mes besoins. L'insécurité financière prenait la relève. J'avais peur de manquer d'argent et d'être jugée. Un congé m'a aidée à reposer tous mes corps et une thérapie basée sur une technique de libération émotionnelle (EFT) m'ont amenée à LA décision. Il était clair pour moi que ce milieu ne me convenait plus même si j'essayais de me convaincre du contraire depuis trop longtemps. La motivation était absente depuis plusieurs mois et année peut-être. Ma flamme créative et enjouée s'éteignait de plus en plus. Les énergies toxiques m'épuisaient. L'angoisse et l'anxiété gagnaient du terrain.

Pendant ce temps d'arrêt, à certains moments, je me demandais pourquoi je devais me lever le matin. Je ne voyais rien de positif dans ma journée et pour l'avenir. Cependant, j'ai la chance d'être une personne spirituelle. J'ai demandé à l'Univers de me permettre de poursuivre ma vie dans l'abondance, le plaisir et l'amour. Et là, des portes ont commencé à s'ouvrir. Des situations, des personnes, des messages sont arrivés. En même temps, je retrouvais mon énergie et mon courage. Une connaissance m'a parlé d'un système de bloging* avec affiliations. Je voyais dans cette opportunité une façon de partager, de créer, d'écrire, d'avoir un nouveau réseau et du soutien, un revenu, de faire de nouveaux apprentissages, d'utiliser tous mes talents et mes passions. WOW! C'est ça que j'ai besoin!

Et c'est là que j'ai pu voir que tout mon bagage d'expériences des trente dernières années et la parution de mon livre pouvaient être le moteur pour me lancer dans cette aventure. Enfin, je voyais la lumière au bout du tunnel et je savais que c'était la réponse que m'envoyait l'Univers.

Eh oui! Tous mes talents et mes expériences seront mis à contribution, mais surtout tout ce que j'aime faire, écrire, bloguer*, apprendre des choses nouvelles, travailler avec une équipe motivante, avoir de nouveaux défis, apprendre à générer du trafic pour promouvoir mon livre. Et surtout travailler de chez moi. Pour la personne hypersensible que je suis, qu'est-ce que je peux demander de plus!!!! Je n'aurai pu rien imaginer de pareil.

Et ce n'était pas terminé. J'ai eu la chance d'avoir sur ma route la possibilité de suivre des formations en ligne et de développer deux outils de bien-être soit le EFT et la cohérence cardiaque, et ce, à mon rythme. Ces deux outils m'ont aidée à me sentir mieux au moment où j'en avais besoin et enfin je pourrais les partager. Par mes expériences, mon livre, mes formations en cohérence cardiaque et en EFT, j'ai maintenant le bagage nécessaire pour aider les personnes à se sentir mieux. Une autre formation s'est aussi présentée sur mon chemin, soit L'Académie Zéro Limite qui offre aux auteurs, conférenciers, coachs, infopreneurs tous les outils pour se propulser.

Mais ce qui est génial, c'est qu'avec tout ce que j'ai appris du marketing* en ligne et en développement personnel, par les formations, les vidéos, le soutien et les partages d'une équipe, je peux faire la promotion de mon livre et de mes deux activités de coaching dans le monde, car les limites n'existent pas avec Internet et ses réseaux sociaux, Skype et tous les outils qui sont à notre disposition aujourd'hui. J'ai fait le choix de faire et de penser autrement. Dans les petits patelins comme le mien, on peut être vu comme visionnaire : « On va toujours trop loin pour ceux qui ne vont nulle part. » Mais j'ai décidé que rien ne m'arrêterait.

Comme mon insécurité financière était souvent présente, un travail à ce niveau devait être fait afin de changer mes vibrations de pénurie en vibrations d'abondance. La Vie est bien faite... Lors de la vente de ma maison, j'ai pu placer de l'argent pour « projets futurs ». Donc, pour les mois à venir, cet argent servirait pour mes projets présents. Pourquoi pas?

Une autre question se posait : « Est-ce que je vais vivre de mes passions ici? » Et intuitivement la réponse était non. J'ai remis la situation dans les mains de l'Univers, encore une fois. Je poursuivais mes formations, j'initiais des ateliers EFT et des rencontres individuelles, etc. Mais vous connaissez l'adage : « On n'est jamais prophète dans son pays... »? Et moi la visionnaire, encore moins...

En janvier 2014, une idée a pris place dans ma tête. Je sentais l'appel vers un ailleurs... Les signes étaient là presque tous les jours. Cinq mois plus tard, le 31 mai de la même année, je quittais la Haute-Gaspésie pour vivre à Beaumont près de Lévis, là où la vie m'a parachutée. Moi la femme de 50 ans, avec ses peurs et son insécurité d'avant, j'ai réussi cet exploit. Seule, j'ai organisé le déménagement, fait les boîtes et tout ce que peut comporter un déménagement à 500 km plus loin.

Plusieurs situations m'ont permis de sortir de ma zone de confort et j'ai vécu des belles victoires. Par exemple, j'avais pris entente avec mon déménageur pour qu'un de ses hommes conduise ma voiture pour me rendre à Beaumont. Je n'aime pas faire de la route et je savais que ce trajet allait m'épuiser et je me sentais déjà fatiguée et fébrile juste à penser à la journée du déménagement. Cependant, une semaine avant la date prévue, j'apprends qu'il ne pourra pas conduire ma voiture en raison des assurances. À ma grande surprise, ma réaction a été : « Si cela se présente, c'est que je suis prête à faire le voyage toute seule. » J'ai sondé autour de moi si des amis pouvaient m'accompagner, mais en vain. J'avais fait la demande à l'Univers d'être accompagnée par la meilleure personne pour faire le trajet. J'ai compris que la meilleure personne était moi, accompagnée de mon chien, bien sûr. La conclusion de ce voyage? Victoire sur toute la ligne. Lorsque que je suis arrivée à Beaumont, je me suis surprise à avoir une énergie nouvelle en plus de la fierté d'être enfin arrivée chez moi.

À Beaumont, je connaissais une dame amie Facebook. J'étais venue la rencontrer en février pour discuter de la possibilité d'être membre de l'équipe de son centre d'épanouissement si je déménageais dans ce petit village. Elle a répondu positivement à ma demande. Cependant, le lendemain de mon déménagement, je me présente à sa boutique et nous nous entendons pour nous rencontrer dans les prochains jours. Dans les jours qui suivirent, cette dame est hospitalisée et en repos pour les prochaines semaines. Une formation donnée par cette même dame à laquelle j'étais inscrite est annulée. Que veulent me dire ces signes? Je suis à Beaumont grâce à elle, mais mon chemin se poursuivra-t-il avec elle? Je laisse l'Univers se charger de m'apporter le meilleur.

Lors des premiers mois de ma nouvelle vie dans un environnement magnifique, j'ai profité de la nature, de la nouvelle énergie qui s'offrait à moi. J'ai fait la connaissance avec mon nouveau milieu, mes voisins, l'épicerie, la bibliothèque, la pharmacie, le parc, le marché aux puces, la savonnerie, le traiteur, le casse-croûte, etc. J'ai rencontré des personnes avec lesquelles j'ai créé des liens d'amitié. Beaumont est un petit village de 2700 habitants. Mais je peux retrouver des centres d'achat et le « gros » trafic à 5 km seulement.

J'ai poursuivi mon travail de mise en place, entre autres, de mes sites Web, mon blogue, mes publicités, et ce, dans le plaisir et à mon rythme dans le but de préparer des ateliers, programme virtuel, continuer les apprentissages pour ma nouvelle vie de coach. J'ai fait ma marque dans les médias sociaux afin de rejoindre toute la francophonie et d'offrir mes services de coach EFT, car il est facile d'offrir des séances sur Skype. J'ai fait appel à une coach d'affaires pour avoir l'opinion d'une Pro sur le matériel en place pour mon entreprise. Nos rencontres m'ont donné un élan.

J'ai aussi contacté une coach de vie pour mieux m'orienter dans cette nouvelle vie, pour avoir un œil neuf et objectif sur ce que je suis vraiment.

Un phénomène spécial m'apporte une belle réflexion en rapport aux hommes de ma vie. Mes rencontres pour des séances EFT se font souvent avec des hommes. À un certain moment, les participants à mes ateliers sont aussi principalement des hommes. Des hommes souffrants, comme tous les hommes et les femmes, mais qui ont le cœur ouvert à aller vers un bien-être.

C'est la situation que je vis dans le cadre de mon activité de coaching EFT, mais aussi dans ma vie personnelle. Au parc, par exemple, lors des marches avec mon chien, ce genre d'homme croise mon chemin et des belles discussions s'entament. Mes meilleurs amis dans mon nouvel environnement sont deux hommes. Plusieurs événements auxquels j'ai assisté, comme une séance de méditation, au cours de laquelle la majorité des personnes présentes était des hommes, à mon grand étonnement!

Ce qui m'épate drôlement? Le jeu de la séduction n'est pas au rendez-vous dans ces rencontres ou relations, mais un immense respect, de l'authenticité, de la légèreté, de la complicité, de l'humour à travers l'abondance de soutien et d'amour.

La puissante technique de libération émotionnelle qu'est l'EFT aurait-elle agi sur ma fréquence vibratoire en changeant mes vibrations pour attirer ces hommes merveilleux vers la nouvelle personne que je suis ? Ces belles personnes sont-elles sur ma route pour me défaire de mes préjugés? De mes croyances limitatives? De mon côté masculin prédominant?

Tous les jours, je vis des petites victoires. Je découvre la femme que je suis vraiment, sans masque. Les personnes de mon nouvel environnement me connaissent sous mon vrai jour, le meilleur.

" À la fin, j'en suis venue à croire à quelque chose que j'appelle la physique de la quête. Une force dans la nature régie par des lois aussi réelles que la loi de la gravitation. Le principe de la physique de la quête s'énonce à peu près ainsi : si vous êtes assez courageux pour abandonner tout ce qui vous est familier et rassurant, ce qui peut consister à n'importe quoi, de votre maison à de vieux ressentiments, pour vous embarquer dans un voyage à la recherche de la vérité, qu'elle soit extérieure ou intérieure. Et si vous êtes vraiment disposés à considérer tout ce qui peut se passer au cours de ce voyage comme un indice. Et si vous acceptez de voir en la personne que vous rencontrez en chemin un professeur. Si enfin, vous êtes prêt par-dessus tout à affronter certaines réalités très cruelles de vous-même et à leur pardonner.

Alors, la vérité ne vous sera pas refusée."

Tiré du film « Mange, prie, aime »

Carnet 20
Mon coffre à outils

EFT* (Technique de libération émotionnelle)

> « La cause de toute émotion négative est une perturbation
> du système énergétique corporel. »
> Gary Craig

L'EFT* est une technique de libération émotionnelle mondialement répandue. Elle a été mise au jour par Gary Craig et consiste à tapoter des points d'acupuncture (méridiens) en prononçant des phrases correspondant à la problématique ou à l'émotion.

Cette méthode est très efficace pour libérer des souvenirs d'événements conscients, des croyances limitatives, des problèmes de phobie et même des douleurs physiques. Elle permet aussi de libérer des dépendances (affectives ou à une substance). Suite à une séance d'EFT*, au moment même, la personne peut se sentir soulagée et il se produit une transformation au niveau de la perception de son problème. La personne ne parle plus du problème de la même manière. Elle en parle de façon plus saine. Par exemple, une femme victime de violence conjugale ne porte plus en elle la terreur et la méfiance des hommes. Elle comprend que son mari a un problème et qu'il a besoin d'être aidé.

Cette nouvelle façon de penser joue donc un rôle important sur les émotions négatives par rapport à cette situation pouvant éliminer la colère, le stress, l'anxiété, etc. Aussi, les personnes qui font l'EFT* pour se libérer, par exemple, de leur culpabilité ne se blâment plus d'avoir causé l'événement à la source de cette émotion. Suite à la mort d'un être cher, les personnes peuvent vivre leur deuil plus paisiblement, plus sainement. Au bout d'un certain temps, ces personnes remarquent que leurs réactions aux événements pénibles sont beaucoup plus calmes et ces situations les troublent moins qu'avant. Elles sourient davantage, leur santé s'améliore et la vie semble plus agréable.

Je vous parlais précédemment de tapoter les points méridiens. L'ensemble des points à tapoter est appelé « recette » (point karaté, dessus de la tête, début des sourcils, coins extérieurs des yeux, sous les yeux, sous le nez, sous la bouche, sous les clavicules, sous les bras, sous les seins, les poignets,coin du pouce, coin de l'index, coin du majeur, coin de l'auriculaire, point de gamme -ou gamut – avec ses neuf actions, et le dessus de la tête).

Par exemple, la propriété du point situé au-dessus de la tête est de travailler sur la perte de courage, la difficulté à aller de l'avant et amène une impression de force. Le point sous l'œil développe la bonne assimilation des expériences, les capacités de donner et de recevoir de manière équilibrée les sensations de contentement et de plénitude. Le point sous la clavicule dissipe les peurs, les terreurs, les attaques de panique, l'affolement et l'agitation et développe les sensations de sécurité, le calme intérieur, le désir d'avancer dans la vie.

J'ai eu recours à l'EFT* pour des malaises physiques et j'ai été étonnée des résultats ainsi que sur les inconvénients que m'apporte l'hypersensibilité*. J'ai appris à jumeler les phrases d'intention et le EFT* en utilisant le point karaté qui se situe au centre du tranchant de la main, entre le poignet et la basse de l'auriculaire ou la partie de la main qui frappe lorsque vous donnez un coup de karaté. Vous tapotez vigoureusement le point karaté à l'aide de l'index et du majeur de l'autre main. Il est préférable de tapoter le point karaté de la main non dominante avec les doigts de la main dominante. En répétant la phrase d'intention (appelée inversion psychologique dans le langage EFT*) en même temps que vous stimulez le point karaté, les blocages se dégagent et les oppositions possibles du subconscient seront dissoutes.

Dans ces écrits, Gray Craig nous met en garde sur l'utilisation de l'EFT* en nous informant qu'il faut user de bon sens et ne pas s'en servir avec des personnes ayant de graves problèmes à moins de posséder l'expertise nécessaire. L'EFT* en est toujours à ses premiers pas et nous avons beaucoup à apprendre. Il faut prendre en compte que nous en sommes toujours au stade de l'expérimentation.

Le EFT semble-t-il être un outil qui peut vous aider à mieux vivre ?
Vous aimeriez en connaître davantage ? Visitez le site Web
« Marie-Jo coach EFT »

Tapoting* matinal

Tapotez votre point karaté et dites à haute voix ces paroles...

En tant qu'être puissant et spirituellement transformé, je décide (répéter 3 fois).

de vivre dans le moment présent;

d'être ouvert à l'Esprit saint qui est en moi;

de respirer l'Esprit avant de penser, de parler ou d'agir;

de reconnaître l'Esprit Divin* dans tous les êtres vivants;

de me souvenir de respirer consciemment;

de prendre activement conscience des scénarios étriqués de mon ego et de les éliminer, couche après couche;

de laisser aller tout ce qui n'est plus utile dans ma vie;

d'observer l'Esprit en silence chaque jour;

de faire des choix qui correspondent à l'être authentique en moi;

de dire ma vérité avec amour;

d'entretenir le feu de mon Esprit;

de faire quelque chose que j'aime chaque jour;

de me remettre entre les mains du courant Divin*;

d'accepter les vagues;

d'émettre mes intentions et de suivre mon inspiration chaque jour;

de prier pour recevoir de l'aide;

de faire preuve de compassion envers tous les êtres, moi y compris;

d'éprouver de la gratitude pour tout dans la vie;

d'apprécier le cadeau qu'est la vie;

de laisser mon Esprit mener le bal.

Même si je ne sais pas comment faire (répéter 3 fois).

La cohérence cardiaque*

Le concept de la cohérence cardiaque* est apparu aux États-Unis il y a une quinzaine d'années. En plus de ses effets bénéfiques sur la gestion du stress selon l'assiduité de sa pratique, cette méthode joue un rôle important dans la prévention des maladies cardio-vasculaires. Pratiquer la cohérence cardiaque*, c'est se donner les moyens de gérer ses émotions au quotidien et de prendre soin de sa santé.

Dans une optique thérapeutique, le Dr David Servan-Schreiber a publié le livre « Guérir » en 2003 dont le sous-titre est « Guérir le stress, l'anxiété, la dépression sans médicaments ni psychanalyse ». Effectivement, la cohérence cardiaque* amène un état particulier de la fréquence cardiaque permettant d'équilibrer le système nerveux autonome et la gestion émotionnelle. Cet état spécifique apporte de nombreuses conséquences physiologiques et psychologiques notamment dans la gestion du stress et des effets positifs sur l'organisme. La cohérence cardiaque* est une pratique individuelle basée sur des exercices simples et accessibles par une respiration lente, ample et régulière.

Le Dr David O'Hare a également publié sur le sujet. Son livre « Maigrir par la cohérence cardiaque* » nous informe sur la prise en charge émotionnelle des troubles alimentaires et de l'obésité.

De nombreuses recherches concluent qu'il existe un lien direct entre le cerveau, le cœur, les systèmes nerveux et immunitaire. En apprenant à modifier votre rythme cardiaque, soit en le rendant cohérent, vous allez agir sur l'ensemble de votre physiologique et économiser de l'énergie pour votre organisme. Selon des études, en cohérence cardiaque*, une personne en état de cohérence cardiaque dégagerait un certain magnétisme de 1,5 mètre autour de lui.

Cet outil de croissance a été mis sur mon chemin et j'y ai trouvé immédiatement des bienfaits, plus spécifiquement au niveau de l'appétit et du système hormonal. Étant une personne qui plonge dans les nouvelles expériences dès qu'une nouvelle porte s'ouvre, j'avais signé un contrat avec moi-même. J'ai pratiqué la cohérence cardiaque* trois fois par jour pendant cinq minutes, et ce, sur une période de trois mois. J'ai même fait l'achat du logiciel de biofeedback Heart Traker HE pour mon usage personnel. À ce moment, quelques amis ont pu en faire l'expérience également. Et maintenant, étant coach en cohérence cardiaque (attestée par ÉOLE.TV, - Dr David O'Hare), je l'utilise en séance de coaching avec des clients ou lors de mes ateliers. Grâce à ce simple logiciel, il est possible de visualiser, à la seconde près, l'influence de nos pensées sur notre fonctionnement cardiaque. Le fait de voir les variations de sa propre fréquence cardiaque sur un écran d'ordinateur, entrer en cohérence à partir de nos pensées est très efficace pour vous convaincre du lien entre votre disposition mentale (nos pensées) et votre état intérieur (fréquence cardiaque). Par exemple, se remémorer une scène positive ou négative de son passé provoque très rapidement une variation cardiaque significative.

Dès le début de ma pratique de la cohérence cardiaque*, j'ai pu effectivement observer un changement de conscience lorsqu'arrivait le temps des repas et du choix des aliments. J'étais capable de m'arrêter pour penser quoi manger, si c'était une bonne option, d'évaluer ma faim, etc. Cette nouvelle façon d'aborder les repas a aussi modifié tout l'aspect alimentaire et a éliminé les fringales. Mon système hormonal a également subi un changement. Pendant trois cycles, ce fut tout un chambardement, mais je sentais que cela devait être pour trouver un équilibre. Mon organisme réagissait et s'ajustait à la fois. À partir du quatrième cycle, j'ai observé des changements; mon SPM* ne dure qu'une journée, j'ai un cycle régulier de 26 jours et des règles normales sans trop de malaises physiques. Auparavant, mon SPM* était très prononcé et durait plusieurs jours, mes règles étaient abondantes et j'avais des migraines et des maux de ventre nécessitant la prise d'anti-inflammatoires.

Mon sommeil, mon équilibre émotionnel, ma capacité d'écoute et de présence, ma réduction du stress sont aussi des bienfaits que je constate depuis que je pratique la cohérence cardiaque*. L'hormone de jouvence (DHEA*) par la cohérence cardiaque* agit-elle sur moi? Peut-être car plusieurs personnes m'ont fait remarquer que je ne vieillis pas et que je semble rajeunir, malgré mes cheveux gris!

Nous savons tous que le stress épuise l'organisme et engendre la fatigue, l'irritabilité et la nervosité pouvant amener, entre autres, de l'hyper-émotion, des migraines; la liste peut être longue. Chaque fois que vous vous retrouvez devant une situation stressante, vos glandes surrénales se mettent à produire de l'adrénaline. Cette montée d'adrénaline est comme une alarme et répond à un besoin d'énergie pour faire face au danger. Rapidement, votre rythme cardiaque, votre tension artérielle et votre respiration s'accélèrent pour fournir aux muscles et au cerveau plus d'oxygène. Aussi, le taux de glycémie augmente dans le sang pour vous permettre de produire assez d'énergie pour faire face immédiatement au danger.

Pratiquer la cohérence cardiaque* est synonyme d'effets positifs à court et à long terme. C'est d'abord un moyen de maîtriser le stress. Les bienfaits supplémentaires ne sont pas négligeables, bien au contraire, sur la santé psychologique et intellectuelle:

• augmentation de l'énergie et de la résilience;

• plus grande clarté mentale, meilleure prise de décision;

• accentuation des capacités intellectuelles et créatrices;

• amélioration de la capacité d'écoute, de la qualité de présence;

• réduction des maladies cardiaques (cholestérol, hypertension, etc.);

• diminution de la douleur chronique;

• action équilibrante sur le système nerveux bénéfique contre la dépression, les troubles du sommeil, l'anxiété et plus;

• meilleur équilibre émotionnel;

• diminution du taux de cholestérol;

- réduction de l'hypertension, du diabète;
- renforcement du système immunitaire;
- perte de poids;
- équilibre hormonal;
- accroissement du taux de DHEA* (hormone antivieillissement);
- augmentation de l'intuition;
- meilleure qualité de vie.

Que ce soit pour concentrer votre attention et demeurer calme lors d'un examen ou d'une compétition sportive ou afin de réduire son niveau de stress et accroître votre état de bien-être, la cohérence cardiaque* est le moyen par excellence.

D'ailleurs aux États-Unis, on a constaté qu'un groupe de patients souffrant d'insuffisance cardiaque et entraînés à la cohérence cardiaque* a fait baisser son niveau de stress de 22 % et de dépression de 34 % au bout de six semaines. Des milliers de cadres ont suivi des formations au Heartmath Institute, en Californie. Sur le plan physique, après un mois de pratique, leur tension avait baissé autant que s'ils avaient perdu 20 kg, et deux fois plus qu'avec un régime sans sel. Leur taux de DHEA* (l'hormone « de jouvence ») a vu son niveau moyen augmenter de 100 %.

Les participants à cette expérience ont décrit une nouvelle capacité à gérer leurs émotions. Selon eux, la pratique de la cohérence cardiaque* leur a permis d'admettre que les passages de colère et de négativité ne leur apportaient rien. La proportion d'employés qui se sentaient anxieux est passée de 33 % à 5 %, ceux qui se disaient en colère de 20 % à 8 %.

Au niveau des relations sociales, les groupes qui ont appris à réguler leurs émotions travaillent de manière plus harmonieuse. Dans un hôpital de la région de Chicago où les infirmières avaient suivi une formation sur la cohérence cardiaque*, leur taux de départ dans l'année suivant la formation a chuté de 20 % à 4 %.

La pratique - C'est simple! Trois fois par jour, vous inspirez pendant cinq secondes puis expirer pendant cinq secondes, et ce, pendant cinq minutes. Vous allez ainsi pratiquer des séances de respiration à six cycles complets par minute, soit six inspirations-expirations par minute. C'est ce qu'on appelle respiration Fréquence 6.

Il existe plusieurs guides respiratoires visuels ou audio sur Internet, faciles à trouver sur votre moteur de recherche (cohérence cardiaque* guide respiratoire).

Pour vos séances, prévoyez un endroit calme où vous ne serez pas dérangé. Si possible, faites de ces moments un petit rituel (allumez une bougie, par exemple). Une musique n'est pas nécessaire et nuirait à l'effet de pleine conscience de cette forme de méditation. Vous devez pratiquer la cohérence cardiaque* en position assise ou debout et non en position couchée pour des raisons anatomiques et physiologiques. Sur une chaise, tenez-vous bien droit, placez vos mains sur vos cuisses ou sur une table devant vous. Vous inspirez par le nez pendant cinq secondes. Adoptez une respiration abdominale (imaginez que vous faites entrer de l'air dans votre ventre). Par la suite, vous soufflez profondément pendant cinq secondes par la bouche comme si vous vouliez éteindre une bougie sur un gâteau d'anniversaire.

Ces quinze minutes par jour seront des plus bénéfiques à votre santé globale. Habituellement, deux semaines sont nécessaires pour prendre conscience des résultats, mais vous pouvez observer le calme qui vous habite lors d'une simple séance de cinq minutes.

Et maintenant, trois fois par jour, respirez six fois par minute pendant cinq minutes.

« Parce que le fait de découvrir qui nous sommes nous oblige à accepter que nous pouvons aller beaucoup plus loin que nous n'en avons l'habitude. Et cela nous effraie.
Mieux vaut ne pas prendre tous ces risques, puisque nous pouvons toujours dire :
« Je n'ai pas fait ce que j'aurais dû parce qu'on ne m'a pas laissé faire. »
Paulo Coelho

Libération et éveil corporels

Tout au long de la vie, vous accumulez dans votre corps des émotions, tensions, traumatismes provenant de blessures, non-dits, pensées refoulées, agressions physiques et psychiques. De cela, votre corps garde des mémoires* en plus de celles qui vous viennent de votre généalogie toujours plus nombreuses à mesure que vous avancez dans les générations. Vous vous figez dans un carcan physique (cuirasses, protection, armure, carapace) par réflexe. La libération des cuirasses agit comme thérapie corporelle en utilisant des mouvements libérateurs spécifiques et vous fait prendre conscience des tensions emmagasinées dans le corps pour s'en libérer et retrouver un mieux-être. Les cuirasses enfouies dans votre corps sont donc des couches de défense qui se sont installées en réaction de survie devant les différentes agressions rencontrées ou les différentes crises ou épreuves de votre vie ou de nos vies antérieures (mémoires* que nous portons en nous). Par exemple, dès la petite enfance, beaucoup de garçons ont appris qu'il n'était pas bien de pleurer. Devenus adultes, ils auront souvent de la difficulté à exprimer leurs émotions.

Graduellement, les cuirasses s'installeront de plus en plus profondément dans les couches musculaires, emmagasinant avec elles les émotions, les pensées et les peurs refoulées. Une cuirasse n'est pas seulement physique, elle peut être aussi émotionnelle, mentale ou énergétique. Elles sont souvent inconscientes. Elles se mettent en place suite à votre réaction, aux résistances des différents événements ou aux situations de votre vie. Cela peut se traduire par des malaises physiques ou émotionnels, des tensions, des douleurs et même par des maladies graves. Vous avez tous la capacité d'apprivoiser vos cuirasses, de les rendre plus souples et ainsi de permettre à la vie de circuler librement.

« La souffrance, la maladie, l'épreuve sont « une seconde naissance. » Un pépiniériste m'expliquait un jour que « la fleur est la souffrance de la plante. Il faut pincer et émonder pour avoir de bons fruits : la nature elle-même n'est pas gratuite. »

Jean-Paul Simard

La démarche consiste à vivre l'expérience comme la personne peut le faire, sans rien forcer. Observer les sensations qui se manifestent, laisser agir. Elle vise au départ le relâchement des tensions, mais aussi l'amélioration de la circulation (lymphe, sang, respiration et énergie vitale), la réduction des douleurs, des tensions et le développement de la souplesse. Elle favoriserait également la créativité et développerait la confiance et l'estime de soi.

Les mouvements d'éveil corporel permettent d'entrer en relation intime avec votre corps pour ainsi ressentir ce qu'il a à exprimer afin de soulager le stress, les maux de dos, les maux de tête, les douleurs musculaires et articulaires, la fatigue et j'en passe. Ils exercent une action bénéfique sur notre organisme en aidant à la digestion, à une respiration plus profonde, à une circulation sanguine et lymphatique plus fluide. L'énergie stagnante se libère, les muscles se tonifient, le squelette se rééquilibre et la posture s'améliore. Il en résulte un sentiment de confiance, de bien-être physique et psychologique.

La plupart des mouvements qui composent les séances se pratiquent au sol : mouvements d'ouverture, d'étirement puis d'unification. Les mouvements sont réalisés sans esprit de performance. Chacun y respecte son rythme. Une séance de mouvements invite à l'exploration de votre corps dans la douceur, la lenteur et beaucoup d'amour. Les instruments de travail aident à pénétrer et à libérer les cuirasses musculaires. On utilise rondin, bâtons et balles de différentes tailles et consistances. Les balles dures et le rondin massent certains points spécifiques; les balles mousse massent les fascias* et les bâtons sont privilégiés pour les muscles longs du corps.

Marie Lise Labonté a conçu une méthode d'intervention psychocorporelle inspirée de sa propre expérience d'un processus d'autoguérison d'une maladie dite incurable, l'arthrite rhumatoïde.[1]

Pour ma part, depuis environ 10 ans, au moment où j'ai intégré ces mouvements dans ma vie lors d'ateliers sur ce thème. Il ne se passe pas une journée

---

1   « Mouvements d'antigymnastique », Labonté, Marie Lise, Les Éditions de l'Homme, 2001

sans que je ne pratique un mouvement, que ce soit au travail, dans la voiture ou à la maison. C'est facile de mettre une balle de tennis dans son sac de voyage ou son sac à main. Je me libère des tensions et je respire pour évacuer le stress quotidien. Pour éliminer les maux de dos en raison des longues heures devant l'ordinateur, c'est le moyen par excellence pour détendre les épaules et étirer les muscles du dos.

Il y a deux ans, au moment où je vivais une tempête émotive, j'ai commencé à réserver le temps de ma pause santé au travail pour faire des mouvements. En prenant les deux pauses de la journée au même moment, je pouvais donc profiter de trente minutes pour m'étendre sur mon tapis avec balles et bâton dans une pièce tranquille. C'est difficile de me passer de cette bonne habitude. Pendant ma période intensive d'écriture, les mouvements de libération corporelle ont été nécessaires. Je revisitais beaucoup d'émotions à la relecture et mon corps me parlait. Je m'étendais alors sur mon tapis pour étirer mon dos avec le bâton et je respirais pour libérer les émotions logées dans les parties douloureuses de mon corps.

La libération des cuirasses peut apporter malaises émotionnels et physiques temporaires. C'est par la respiration et souvent par les rêves nocturnes ou diurnes que se libèrent ces cuirasses et par la conscience que quelque chose est en train de « travailler » en nous pour se libérer. C'est à ce moment qu'entre en jeu la libération des mémoires*, dont je vous entretiendrai dans les prochaines pages.

Ho'oponopono*[2]

Ho'oponopono* est un système hawaïen très ancien pour rectifier des mémoires* devenues inadéquates et résoudre des problèmes par le Pardon, l'Amour et la transmutation*. Il a été mis au point par Kahuna Morrnah Nalamaku Simeona qui l'a enseigné au Dr Ihaleakala Hew Len.

Le pardon est le plus grand acte d'amour pour Soi. Connaissez-vous l'agapé-thérapie* ou thérapie de l'amour. La psychiatrie est en train de découvrir que l'amour est l'énergie psychique essentielle. S'aimer soi-même! L'amour guérit; l'amour que

---

2 Cette méthode m'a été inculquée par Sonia Pasqualetto, animatrice d'ateliers, qui partage les enseignements de la philosophie hawaïenne Ho'oponopono ainsi que plusieurs autres voies qui s'y rattachent.

l'on reçoit, mais aussi l'amour que l'on donne. Regarder en soi et reconnaître honnêtement ses « erreurs » pour pouvoir se pardonner à soi-même et demander pardon à ceux qu'on a fait souffrir. L'amour libère et défait les nœuds qu'on porte en soi.

« Ho'oponopono* permet le nettoyage, la rectification et la libération des mémoires* généalogiques dont nous sommes porteurs et qui sont à l'origine des déséquilibres dans notre vie. Les mémoires* sont des comportements, des programmes hérités de la généalogie dont plusieurs sont devenus inadaptés. Plusieurs programmes transmis nous font vivre au quotidien des douleurs physiques, émotionnelles et/ou psychologiques. La libération des mémoires* permet d'arrêter de nous identifier à notre passé en choisissant de faire la paix avec nos blessures et de vivre pleinement le moment présent. Ho'oponopono* signifie corriger une erreur. » Sonia Pasqualetto

Si mes pensées sont sombres, elles créent une réalité physique sombre. Si mes pensées sont parfaites, elles créent une réalité physique débordante de lumière. Je suis 100 % responsable de tout ce qui m'entoure, de tout ce que je crée.

Les mémoires*, ou pattern, font partie de la répétition d'une situation et d'un comportement en réaction à cette situation. On peut donc dire que, quand nous vivons un événement qui réveille une mémoire, il y a un programme qui s'active. Les mécanismes de défense, et parfois même de survie qui ont été mis en place autrefois pour faire face à des situations jugées dangereuses, à tort ou à raison, refont surface rapidement. Nous répondons à la situation actuelle de la même façon que nous avons appris à le faire il y a longtemps, même si bien des nuances pourraient maintenant être faites. Nous croyons être menacés à nouveau. Et nous oublions que nous sommes devenus des adultes autonomes, avec des moyens et un pouvoir qui n'existaient pas au moment où la programmation initiale a pris place. Nous avons désormais la possibilité de changer le programme, de l'annuler et même d'en installer un nouveau, davantage en accord avec notre intention du moment. Nous avons des mécanismes de protection que nous utilisons souvent à notre insu et que nous devons apprendre à apprivoiser et à respecter. Nous avons tout à gagner à les accueillir au lieu de les combattre, car le contraire leur donne de la force et les accueillir les affaiblit et nous redonne notre pouvoir. En nous offrant de la compassion, nous faisons un pas vers l'être humain que nous sommes.

> **Évite à tout prix ceux qui ne sont près de toi que dans les moments de tristesse,**
> **avec des mots de consolation. Parce que ceux-là en réalité se disent :**
> **« Je suis plus fort. Je suis plus sage. Je n'aurais pas fait ce pas. »**
> Paulo Coelho

Chaque fois que vous voulez améliorer quelque chose dans votre vie, il n'y a qu'un seul endroit où chercher : en vous. Le mental ne dispose pas des ressources pour résoudre les problèmes. Il peut seulement les diriger. Mais diriger ne résout pas les problèmes. En faisant Ho'oponopono*, soit une rectification des erreurs, vous demandez au Divin*, à Dieu de nettoyer et de purifier l'origine de ces problèmes qui sont des souvenirs, des mémoires*.

Dans ce processus, cette énergie est libérée et transmuée en lumière pure par la Divinité*. Et, en vous, l'espace libéré est rempli par la lumière de la Divinité*. C'est pourquoi, dans Ho'oponopono*, il n'y a pas de faute, il n'est pas nécessaire de revivre aucune souffrance. Il importe peu de savoir le pourquoi du problème ni son origine. Aussitôt que vous remarquez en vous quelque chose d'inconfortable par rapport à une personne, un lieu, un événement ou une chose, entamez le processus de nettoyage, demandez : « Divinité*, nettoie en moi ce qui contribue à ce problème. » Utilisez alors les phrases de cette série : « Je suis désolé, pardonne-moi s.v.p., je t'aime, merci. » Vous pouvez choisir certaines d'entre elles qui vous viennent à l'esprit et les répéter. Laissez-vous guider par votre intuition. Il n'existe aucune règle par rapport à l'ordre des phrases. Utilisez la série qui vous convient le mieux, celle qui est le plus en accord avec vous à ce moment-là. Vous pouvez en utiliser une ou deux. Habituellement, seulement « Je t'aime » apporte la solution. Quand vous dites « Je suis désolé » vous reconnaissez que quelque chose (il importe peu de savoir quoi) a pénétré dans votre système corps/esprit. Vous demandez le pardon intérieur pour lui avoir apporté cela. En disant « Pardonne-moi s.v.p. », vous ne demandez pas à Dieu de vous pardonner, vous demandez à Dieu de vous aider à vous pardonner. « Je t'aime » transmue l'énergie bloquée (qui est le problème) en énergie circulante, en vous unissant à nouveau à ce qui est Divin*. « Merci » ou « Je te remercie » est l'expression de votre gratitude, votre foi dans le fait que tout sera résolu pour le bien de tous.

À partir de ce moment, ce qui arrive est déterminé par la Divinité*. Vous pouvez être inspiré à faire une certaine action, quelle qu'elle soit. Si vous continuez à douter, persistez dans le processus de nettoyage et quand tout sera complètement nettoyé, vous obtiendrez la réponse, vous le sentirez à l'intérieur de vous. Je sais que je crée ce que j'ai et ce dont j'ai besoin, et que je suis capable de faire des petits miracles quand je jouis d'un équilibre intérieur et que j'utilise la dimension de la pensée.

En tout temps, s'imprégner de ces phrases maintiendra une attitude vibrante de bien-être et de compréhension par rapport à toute chose que vous rencontrerez. Une phrase très utile peut être pensée : « Mes mémoires* je vous aime! Merci de me permettre de vous libérer et de me libérer. » Le changement est remarquable. Dans des situations difficiles, où vous pouvez vous sentir divergent* et que les pensées arrivent de façon désordonnée en produisant davantage de peine, dites la prière de Mornah. C'est un véritable baume spirituel :

« Créateur Divin*, Père, Mère, Fils en un seul...
Si moi, ma famille, mes parents et ancêtres
ont offensé ta famille, tes parents et tes ancêtres
par des pensées, des mots, faits et actions

depuis le début de notre création jusqu'à aujourd'hui,

nous demandons ton pardon.

Fais que soient nettoyés, purifiés, libérés toutes les mémoires*,

blocages, énergies et vibrations négatives et transmute

ces énergies indésirables en pure lumière.

Et qu'il en soit ainsi. »

Les informations de cette philosophie sont arrivées dans ma vie comme un cadeau. Mme Sonia Pasqualetto s'est présentée sur mon chemin pour m'apporter cet outil. J'avais déjà entendu parler de ce concept par Joe Vitale lors de l'écoute d'un CD audio.

Il est difficile de décrire l'effet que peut avoir le pardon et la libération des mémoires* dans tous les corps (mental, émotionnel, spirituel et physique). Les mots qui me viennent sont paix, espace intérieur libéré. Au début, c'est nous qui changeons. Par le fait même, notre perception des gens et des situations changent, car les gens reçoivent ce que nous dégageons. C'est un lâcher-prise* total dans la douceur et l'amour. En étant responsables à 100 %, nous reconnaissons notre part de responsabilité dans toute situation en étant conscients que tout est mémoire. Nous sollicitons le pardon. Nous demandons que ces mémoires* soient transmuées en lumière pure. Nous exprimons notre gratitude. Tout cela se fait en nous, mais se reflète autour de nous. Nous pouvons changer le monde extérieur en nous transformant nous-mêmes. Lorsque nous sommes en paix, notre environnement l'est aussi. Notre vision de toute situation dépend de nos mémoires*. Nous pouvons maintenant nettoyer ces mémoires*.

Cependant, au début, je dois l'avouer, je me suis sentie déstabilisée de vivre avec cet espace libéré en moi, dans un nouvel état de paix, sans l'état de victime que je portais comme beaucoup de personnes d'ailleurs. Selon mon habitude, quand « j'embarque » dans une nouvelle expérience, j'y vais à fond! Donc, je peux l'affirmer, plusieurs choses ont bougé soudainement. Je m'apercevais de ce sentiment inné de culpabilité que je portais en moi était la cause de ma grande tristesse; il s'est transformé petit à petit. Ce manque constant d'une présence que je devais affronter par de l'insécurité et qui était très présent depuis ma séparation et la perte de ma chienne Léonie s'est aussi estompé doucement. Couche par couche, strate par strate, un problème à la fois. À mesure que les mémoires* se libéraient, je découvrais une paix d'esprit et aussi une paix à l'intérieur de moi que je n'avais jamais connues. Je devenais une nouvelle personne et tout changeait également autour de moi. Même si certaines situations ne changeaient pas, car plusieurs personnes y étaient impliquées, c'est mon attitude et ma perception face à ces situations et à ces personnes qui changeaient et, encore là, se transformaient en lâcher-prise*. D'autres situations se sont transformées rapidement et radicalement, comme par magie. Oui, c'est magique. Le temps venu, d'autres situations prendront sûrement un tournant pour apporter la paix à toutes les personnes concernées. Mais pour le moment, comme le dit Dr Lew : « Tout ce que Dieu nous demande est de prendre soin de nous-mêmes et de dire : « Je t'aime, je suis désolé, pardonne-moi s.v.p., merci. » C'est tout. Voilà, c'est aussi simple que cela. Tout ce que nous avons à faire est de cesser de chercher à satisfaire les besoins des autres, besoins qui souvent sont notre perception erronée pour étouffer notre souffrance ou notre culpabilité, et de nous accorder la priorité. » Pratiquez l'agapé-thérapie*, car l'amour guérit.

Le pouvoir de l'intention[3]

> « Vous devez apprendre à choisir vos pensées de la même manière
> que vous choisissez vos vêtements chaque matin.
> Voilà un pouvoir que vous pouvez cultiver! »
> Tirée du film « Mange, prie, aime »

Pour mieux comprendre la notion du pouvoir de l'intention, vous devez savoir que l'intention devient magnétique lorsque vous utilisez un pôle positif et un pôle négatif, soit la lumière et l'ombre. Comme le concept d'une batterie qui a besoin d'un pôle positif et d'un pôle négatif pour produire une énergie, soit l'électricité.

En prenant conscience de votre Essence* qui est, selon Guy Corneau, vos goûts profonds, vos talents, vos qualités, vos dons et aptitudes et en les accueillant comme étant votre personnalité profonde, vous devenez vibrants. En demandant, par une phrase d'intention, de vibrer à la fréquence de votre Essence* même si vous ne savez pas comment faire, vous dégagez un magnétisme puissant selon la physique quantique. Vous avez alors beaucoup de pouvoir.

Vous avez tous dans votre entourage des gens qui obtiennent facilement ce qu'ils désirent sans trop d'obstacles. Ces personnes utilisent à leur insu ou consciemment le pouvoir de l'intention. La pratique de la cohérence cardiaque* amènerait à ses utilisateurs le magnétisme du cœur qui se dégagerait à 1,5 mètre autour de la personne.

Prenons par exemple Jean qui est gardien de sécurité. La plupart des employés de l'entreprise n'obtiennent jamais les horaires qu'ils veulent, contrairement à certains de leurs confrères. Jean désire travailler sur les quarts de travail de soir pour passer plus de temps avec sa nouvelle conjointe. Jean fait la demande à son supérieur, mais celui-ci l'informe qu'il sera sur une liste d'attente. Deux semaines plus tard, Jean apprend qu'un collègue a fait la demande en même temps que lui et a obtenu l'horaire

---

3 Cette méthode m'a été inculquée par Carole Cormier, thérapeute en psychocorporel, à partir de l'enseignement de Kishori Aird (Ouvrages : « Essence », « Ancrage », « Convergence » et « Présence », 2005-2011)

de soir. Cet employé a utilisé consciemment ou à son insu le pouvoir de l'intention et de son magnétisme.

L'intention est une phrase comprenant un pôle positif et un pôle négatif prononcée à voix haute et répétée trois fois. Une intention est un acte responsabilisant qui donne à la personne le contrôle de sa vie. Pour créer une intention magnétique, il suffit d'identifier notre souffrance ou notre faiblesse (pôle négatif). Nous devons aussi déterminer le pôle positif, soit l'état auquel nous voulons accéder.

Par exemple :

« Je choisis d'être heureuse même si je suis en colère. »

« Je choisis d'être compétente tout en manquant de confiance en moi. »

« Je décide de m'aimer tout en m'autocritiquant et en manquant d'amour pour moi-même. »

« Je commande de vivre dans l'état d'amour tout en ayant peur de l'intimité. »

Quand vient le temps de se recentrer lorsque vous devenez éparpillé, divergent* ou troublé, la phrase d'intention formulée avec les bonnes émotions et le bon état recherché devient puissante. « Je décide de vibrer à la fréquence de mon Essence* même si je ne sais pas comment faire et même si je me sens divergent*. » Le milieu des deux pôles appelé le point zéro est aussi appelé la coexistence du négatif et du positif, de l'ombre et de la lumière. En intégrant le pôle positif (confiance en soi, par exemple) lorsque vous êtes affligé par la peur, le rejet, la honte, vous pouvez vivre la coexistence au point zéro. « Je choisis la compassion et l'amour pour moi-même au point zéro même si j'ai peur de vivre du rejet. »

En utilisant les phrases d'intention au point zéro formulées avec les bons mots, les bonnes émotions, le bon état à acquérir, vous ressentez un état d'aisance et de bien-être et vivez des expériences et des états nouveaux. Commandez le point zéro et lâchez prise pour toute situation et attendez : « Je commande d'aligner le conflit avec mon amoureux au point zéro même si je ne sais pas comment faire et malgré ma peur d'être abandonnée, ou je décide de lâcher prise dans la situation concernant (…) même si je ne sais pas comment et malgré ma peur et mes doutes. » Le magnétisme dégagé par ces intentions amènera un revirement positif pour toutes les parties. Laissez agir et attendez-vous à rien, mais attendez-vous à n'importe quoi sur la forme que prendra le résultat.

En utilisant les phrases d'intention au quotidien, vous découvrirez une nouvelle perceptive de la vie dans le lâcher-prise* et vivrez des expériences peu banales. Si vous perdez un objet, dites : « Je commande de retrouver (mes clés, par exemple) même si je ne sais pas comment faire. » Répétez trois fois à haute voix. Lâchez prise et attendez. Pour moi, ça fonctionne à tout coup!

L'art-thérapie*[4]

L'art-thérapie* est un outil d'exploration de soi qui allie le monde du dessin et de l'écriture, deux façons d'approcher sa vie intérieure. L'écriture favorise un nettoyage du verbiage mental et permet d'approfondir le sens des images crées. Les images parlent par symboles et vont chercher ce que les mots n'ont pas réussi à exprimer. C'est un mariage vivant des émotions.

Cette thérapie de vingt-deux séances de trois heures chacune m'est offerte à une période de ma vie pour m'aider à libérer mes émotions et à être à l'écoute de mon état intérieur. Nul besoin d'être un expert en dessin ou dans toute autre forme d'art. Nous apprenons à interpréter ce qui ressort de nos créations par les symboles selon les thèmes et les exercices proposés.

L'art-thérapie* aide à :

- exprimer nos émotions et pensées;
- mieux nous connaître;
- améliorer notre relation avec nous-mêmes et aux autres;
- trouver un sens à notre vie, sentir nos passions;
- prendre contact avec nos ressources intérieures;

---

4   « Le journal créatif », de Anne-Marie Jobin, 2002
    « Fantaisies et gribouillis », de Anne-Marie Jobin, 2008

- développer notre créativité générale et surmonter les blocages qui y sont liés;
- stimuler l'esprit du jeu et la spontanéité.

Dans le but de vous initier à l'art-thérapie*, je vous propose trois exercices très simples tirés des livres d'Anne-Marie Jobin. Peut-être aurez-vous du mal à trouver du temps pour votre exercice d'art-thérapie*? Bien sûr, vous devez créer le temps, prévoir un moment. Vous devez aussi préparer l'espace, soit un endroit calme où vous vous sentirez bien et où vous ne serez pas dérangé. Il est aussi nécessaire de se centrer à l'intérieur de nous par des respirations profondes avant de débuter une séance afin d'être présent à votre ressenti, à votre intuition.

Plusieurs médiums peuvent être utilisés en art-thérapie*, tels crayons de bois de couleurs variées, feutres à pointes fine ou large, pastels secs ou à l'huile, ciseaux, colle et magazine, papier. Cependant, pour les exercices suivants, nous aurons besoin que de crayons couleurs et de papier, assez grand de préférence.

Exercices pour pertes et deuils

Le déclencheur le plus fréquent de crises est la perte de quelqu'un ou de quelque chose qui nous est cher (décès, séparation, brisure relationnelle, déménagement, avortement, ablation d'un sein lors d'un cancer, etc.). Les pertes occasionnent de la douleur, mais peuvent aussi être une cause majeure de transformation positive. En effet, si nous arrivons à les utiliser positivement, elles nous poussent vers plus de vie.

Vider son cœur :

Respirez profondément à trois reprises et laissez monter les émotions. Choisissez des couleurs selon votre ressenti du moment. Faites un dessin spontané qui exprime ces émotions face à votre perte. Exprimez tout ce que vous avez sur le cœur par des mots, des dessins, des symboles, des gribouillis : l'amour, la rancœur, la colère, la peine, tout. Écrivez des mots autour de votre dessin et terminez avec vos réflexions et vos sentiments sur le résultat.

Correspondance :

Écrivez une lettre fictive à la personne qui est partie (mort, séparation). Videz votre cœur, n'ayez pas peur de vos mots. Vous pouvez aussi écrire un dialogue imaginaire entre vous et cette personne. Peut-être installer une photo et une chandelle près de vous et recueillez-vous un instant en pensant à la personne avant de commencer. Ajoutez des dessins, des symboles, de la couleur à travers les mots, les émotions qui montent. Relisez et poursuivez l'exercice si vous en ressentez le besoin.

<u>Mandala*</u>

Pour se détendre et améliorer sa concentration, beaucoup de choses peuvent être entreprises. Une de celles-ci est de dessiner un mandala* avec un fond musical. mandala* veut aussi dire cercle ou centre. Autour d'un point central de repos sont apportés des formes et des motifs. On dit que le mandala* est un soin pour l'âme, aide à découvrir notre créativité et à surmonter notre quotidien et le stress plus facilement. Cette technique me ramène à mon enfant intérieur, tout simplement, avec mes crayons de couleur. Nous trouvons sur Internet une multitude de liens dans lesquels il est possible de télécharger des mandalas*. Pour favoriser l'ouverture, commencez à colorier au centre du dessin. Pour une meilleure intériorisation, débutez par l'extérieur. Vous pouvez même dessiner vos mandalas* personnalisés avec vos symboles, couleurs, écritures.

La méditation et la prière

Je ne peux passer sous silence l'importance de la méditation et de la prière dans ma vie au quotidien. Avec le temps, j'ai appris à jumeler les moyens décrits dans mon coffre à outils. Selon mes besoins, mon humeur, la situation du moment, je fais appel à mon intuition tout simplement. La formule magique est toujours « Mon Être supérieur, à toi l'honneur... Merci, merci merci ». Et je laisse agir. Il est important d'intégrer la gratitude dans nos prières et nos méditations. Aussi, tous les soirs, j'aime bien m'endormir en écoutant les CD de thérapies et de méditation (les joies d'être célibataire!). Vous trouverez des suggestions de titres dans la section « Mes inspirations ». Même endormie, mon subconscient absorbe l'information entendue.

**Avez-vous un mantra qui vous amène
dans un état intérieur de paix ?**

Aujourd'hui...

Plus j'avance, plus je sais qui je suis. Plus les pages de ma vie se tournent, plus je sais qui me suit. Aujourd'hui, la boule que j'avais dans la gorge depuis toujours est disparue. Cette nausée anxieuse aussi, même si les mouvements inéluctables de la vie sont toujours là. Évidemment, les moments de tristesse, de doutes, de lassitude seront présents, au tournant, car dans ce récit, tout n'a pas été dévoilé. La vie n'est pas que lumière. C'est dans la tempête que nous sommes en mesure d'évaluer notre bateau. Les périodes de crise, de rupture ou de changement sont souhaitables; elles sont synonymes de transformation. Heureusement, avec tout le bagage que je porte en moi, j'arrive à retrouver mon équilibre plus rapidement. Tout n'est que mémoires*. J'apprends à libérer ces mémoires*, à faire de la place pour accueillir la suite. Je fais face aux tempêtes; je sais qu'elles passeront... comme toutes les autres.

Après avoir vécu tant de tourments, j'ai appris les mots liberté et fierté. Cette fierté qu'il fait bon ressentir après avoir vécu les dernières années de la bonne manière, à ma manière. J'ai acquis une force que rien ni personne ne peut m'enlever, même si ce que j'ai de plus précieux dans ma vie m'a déjà été dérobé. Il me reste ce courage en moi pour me relever malgré la peine.

Aujourd'hui, je m'efforce d'être maître de ma vie, de vivre le moment présent sans rétroviseur pour ressasser le passé ni lunette d'approche pour fabuler sur le futur. J'expérimente ce que cette vie me propose à travers ces incontournables moments sombres et ces moments de lumière. Je tente de m'accepter, de me pardonner et de faire face à ce que je ne peux contrôler, car je sais que la Vie me soutient dans le lâcher-prise* et la gratitude que j'intègre chaque jour. Je sais que je serai accompagnée vers ce qui sera le mieux pour moi, si je continue d'écouter cette voix intérieure qui m'a guidée et qui continuera de le faire. Je sais maintenant que la Vie n'est que tests et leçons continuels qui sont là pour m'aider à me dépasser, pour me libérer de mon sentiment de culpabilité inné qui me maintenait dans le doute et la tristesse. La solitude que je rencontre deviendra la plénitude si je l'apprivoise, comme j'apprends à le faire. Je rétablis le contact chaleureux avec mon Essence* qui me permet de me reconnaître, de me pardonner et de m'aimer. Mes mémoires*, je vous aime, merci.

Oui, aujourd'hui je suis vivante. Je termine bientôt ce projet d'écriture. Le trajet a été semé d'excitation, mais surtout énormément d'angoisse. J'avoue que cette aventure m'a fait vivre beaucoup de bouleversements. Tous ces carnets que je me devais d'écrire, lire, relire, réécrire, corriger, modifier... J'ai baigné dans toutes sortes d'émotions. Constamment, je revisitais les événements des dernières années. Je me suis faite sauvage pendant quelques mois pour me permettre de mener à terme mon projet. Une sauvage émotive et épuisée... Ces moments d'angoisse, que j'appelle des tempêtes, une fois passés, m'apportaient une plus grande confiance. Oui, j'ai survécu à tous ces raz-de-marée, tsunamis, tornades!

La Vie est comme un voyage en bus. Plusieurs ont débuté le voyage avec moi. Certains ont monté à mi-chemin. Beaucoup ont descendu pendant le trajet. Quelques-uns resteront peut-être près de moi jusqu'à la destination finale. Chacune de ces personnes a laissé et laissera un souvenir que je garderai en moi, chacune a laissé sa trace. Mais seule ou accompagnée, je décide de baisser les fenêtres et de profiter du voyage. Je ne sais pas quand ni avec qui j'arriverai à destination... Merci à vous d'être monté dans le bus de ma vie, vous qui achevez la lecture de mon histoire.

Les mois se suivent, mais ne se ressemblent pas. Je sais que je suis au bon endroit au bon moment pour vivre ce qui est, tout simplement. J'apprends à vivre avec une paix intérieure.

L'an dernier, je soulignais mon 50e anniversaire de naissance comme si je fêtais la petite fille que je suis, avec tendresse. J'ai mis beaucoup de ballons dehors. Je me suis offert des gâteries. J'ai planifié des moments agréables; des petits bonheurs qui font partie du vrai bonheur.

Cette année, pour ce 51e anniversaire, je suis ailleurs. Personne autour de moi ne sait que c'est mon anniversaire. J'ai reçu des voeux de fête par les réseaux sociaux, des appels téléphoniques et une carte de voeux d'une amie par la poste. Je dois maintenant me créer une famille d'amitiés, un réseau professionnel. Ma vie commence et continue à la fois. Le meilleur s'en vient...

« Nous ne changeons pas en vieillissant,
nous devenons bien plus nous-mêmes. »

Lynn Hall

Suggestion de lecture
« La Villa des Miracles»
Et si tout n'était que conscience?
Alain Williamson, Le Dauphin Blanc, 2014

Remerciements

À ma famille d'amis, vous ne saurez jamais l'importance de votre présence et de votre soutien dans ma vie. Avec tout mon amour, merci d'être là...

À Lisette Desrosiers-Leclerc, vous avez été mon Ange en agissant comme tel le 19 octobre 1986 lorsque vous m'avez prise en charge à ma sortie de la pharmacie en feu. Merci, merci de l'amitié et de la complicité qui nous unissent. Je vous aime beaucoup.

À toutes les personnes qui ont été mises sur ma route depuis ma venue dans ce monde et avec lesquelles j'ai vécu des petits et des grands bonheurs, mais aussi de vives souffrances. Vous m'avez permis de grandir. Ces souffrances ont été le déclencheur de mon projet d'écriture et son moteur tout au long du processus.

À l'équipe de l'Au-delà, à la Source, d'où je puise inspiration, courage et soutien à tout moment, je vous offre toute ma gratitude.

À vous chères lectrices, chers lecteurs, merci de me permettre de vous apporter espoir dans vos périodes orageuses. C'est avec plaisir que je recevrai vos commentaires concernant cet ouvrage. Vous pouvez me les partager à l'adresse courriel suivante :

carnets.tendresse@live.ca

Site Web CDT : http://lassie63.wix.com/carnetstendresse
Site Web Coaching EFT : http://www.mariejocoacheft.net/
Site Web Coaching Cohérence cardiaque : http://lassie63.wix.com/mariejocoachcc
Facebook : https://www.facebook.com/mariejosee.stpierre.3
Twitter : https://twitter.com/MarieJoseStPier
Google+ : https://plus.google.com/u/0/+MJStPierre/posts
LinkedIn : https://www.linkedin.com/profile/public-profile-settings?trk=prof-edit-edit-public_profile
Pinterest : https://www.pinterest.com/lassie63/
Épanews : http://epanews.fr/profile/MarieJocoachEFT

Mes inspirations

Livres

1. « Ces gens qui ont peur d'avoir peur », d'Élaine N. Aron, 1996
2. « Cohérence cardiaque 365 » Dr David O'Hare, 2012
3. « Croire... c'est voir », de Dr Wayne W. Dyer, 2010
4. « Essence », « Ancrage », « Convergence » et « Présence », de Kishori Aird, 2005-2011
5. « Fantaisies et gribouillis », de Anne-Marie Jobin, 2008
6. « Grandir », de Jean Monbourquette, 1994
7. « La bible des Anges », de Joane Flansberry, 2008
8. « La blessure d'abandon* », de Dr Daniel Dufour, 2008
9. « La guérison par l'amour de soi », de Carrolle Isabel, 1999
10. « La magie de la vie », de Sylvie Petitpas, 2006
11. « La respiration consciente », de Leonard Orr, 1988
12. « Le journal créatif », de Anne-Marie Jobin, 2002
13. « Le pouvoir de votre esprit », de Sonia Choquette, 2011
14. « Leçons de vie », de Elisabeth Kübler-Ross et David Kessler, 2002
15. « Les 3 émotions qui guérissent » d'Emmanuel Pascal, 2011
16. « Les leçons et le but de l'âme », de Sonia Choquette, 2008
17. « Obtenez ce que vous désirez », « Je passe à l'action », « L'extraordinaire puissance de l'attitude », « EXTRAordinaire », de Bill Marchesin, 2007 à 2013
18. « Oser Être qui je veux Être », de Marcelle della Faille, 2013
19. « Mouvements d'antigymnastique », de Marie Lise Labonté, 2001
20. « Questions humaines, réponses angéliques », de Joane Flansberry, 2010
21. « Tableau de vie », de Alain Williamson, 2012
22. « Tout va mal? Tant mieux! », de Diane LeBlanc, 2013

23.« Trouvez votre voie dans un monde changeant », de Martha Beck, 2014

24.« Un retour vers soi », de Ginette Laliberté, 1998

25.« Vivre selon la voie la plus facile », de Mabel Katz, 2012

CD (méditation ou livre audio)

1. « À l'écoute de vos vibrations », Sonia Choquette, 2006

2. « Comment développer l'amour de soi », Louise L. Hay, 2011

3. « Convergence », Kishori Aird, 2011

4. « Dakshina », Deva Premal, 2005

5. « Demandez à vos guides », Sonia Choquette, 2006

6. « Harmoni chakras » Vol. III, méditations angéliques, ailia, 2011

7. « Invocation des Anges », Joan Z. Borysenko, Ph.D., 2010

8. « Les Anges de la romance », Doreen Virtue, Ph.D., 2000

9. « Méditation de thérapie par les Anges », Doreen Virtue, Ph.D., 2010

10.« Méditations pour recevoir la guidance divine », Sonia Choquette, 2011

11.« Le geste qui soigne Mudra », Patrick Vesin et Lacana Sansregret, 2012

12.« Tout commence par un rêve », Marc Deborde, LibreExpression.com, 2013

Films

1. « Mange, prie, aime »

2. « Café de Flore »

Tous les sites Web qui donnent diverses informations sur les sujets qui me touchent.

Lexique

Agapé-thérapie : Thérapie par l'amour.

Art-thérapie : Forme de psychothérapie qui utilise la création artistique (dessin, peinture, collage, sculpture, etc.) pour prendre contact avec sa vie intérieure (sentiments, rêves, inconscient, etc.), l'exprimer et se transformer.

Blessure d'abandon : Blessure qui s'installe après avoir vécu l'abandon, dans l'enfance habituellement. Cette blessure est fondamentale et joue un rôle important dans les comportements de l'être humain.

Blogue - Bloguer – Bloging – Blogueuse : Page Web personnelle où un internaute écrit, sur une base régulière et sur divers sujets, de courts billets au ton libre, habituellement présentés dans un ordre chronologique inversé et assortis de liens vers des pages analogues.

Cohérence cardiaque : État physiologique qu'on peut atteindre en suivant une règle simple de respiration. Six respirations par minute à intervalles réguliers suffisent à mettre le corps en cohérence.

Complexe du survivant : Situations que peuvent subir des survivants d'événements extrêmes ou dont ils sont les seuls survivants (anxiété, souvenirs répétitifs, sommeil agité, difficultés de concentration, etc.).

DHEA - ou déhydroépiandrostérone : Hormone naturelle produite par l'organisme et dont les taux atteignent leur maximum entre 18 et 45 ans pour diminuer ensuite progressivement. Appelée aussi hormone de jouvence ou antivieillissement.

Divergent : Aller en s'écartant l'une de l'autre, en parlant de deux ou de plusieurs choses rapprochées à leur point de départ. Être en désaccord.

Divinité – Divin : Relatif à Dieu

Dolce farniente : Vieille expression italienne signifiant la douceur de ne rien faire.

Dyade : Réunion de deux idées, de deux principes complémentaires.

Électrosensibilité : Intolérance ou sensibilité aux champs électromagnétiques.

EFT - Technique de libération émotionnelle : Procédé d'acupuncture émotionnelle qui s'effectue par le truchement des méridiens du corps, en tapotant légèrement (tapoting*), et du bout des doigts, une courte série de points sur le visage, le haut du corps, et les mains, tout en gardant son attention fixée sur la souffrance physique ou l'émotion négative que l'on désire supprimer. L'EFT peut atténuer les douleurs physiques et émotionnelles sans devoir nécessairement prendre des médicaments ou utiliser des aiguilles d'acupuncture.

Essence : Nature d'un être. Selon Guy Corneau : ce sont nos goûts profonds, nos talents, nos qualités, nos dons et nos aptitudes.

Fascia : Membrane de tissu conjonctif entourant des muscles ou des organes.

Holistique : Une vision holistique de l'être humain tient compte de ses dimensions physique, mentale, émotionnelle, familiale, sociale, culturelle, spirituelle

Ho'oponopono : Philosophie hawaïenne très ancienne qui permet de rectifier des mémoires devenues inadéquates et de résoudre des problèmes par le pardon, l'amour et la transmutation*. Il s'agit d'une technique de nettoyage du subconscient sans guru, sans association à aucune secte ni religion.

Hypersensibilité : Sensibilité excessive au niveau de tous les sens.

Lâcher-prise (le) : Renoncement à tout contrôle. C'est une façon de ne rien attendre, ne rien vouloir ni désirer excessivement, savoir aller au-delà de l'attachement.

Libre arbitre : Faculté qu'aurait l'être humain de se déterminer librement et par lui seul, à agir et à penser.

Mandala : Dessin organisé qui gravite autour d'un point central. Il est constitué à la base, d'un cercle et d'un point. Le mot mandala vient d'une très ancienne langue indienne, le sanskrit, qui veut dire cercle, circonférence.

Marketeuse – Marketing : Ensemble des techniques et méthodes basées sur la connaissance des besoins du consommateur et des structures du marché et utilisées pour développer les ventes d'un produit ou d'un service. Publicité - Promo

Mélatonine : Hormone produite par l'épiphyse et intervenant dans la régulation des rythmes biologiques. Souvent dénommée hormone du sommeil, elle est surtout connue comme étant l'hormone centrale de régulation veille sommeil.

Mémoire : Comportement transmis, programme hérité de notre généalogie.

Mudra : est un terme sanskrit qui est relatif à une position codifiée et symbolique des mains; Les mudras sont un vrai chemin vers la maîtrise de soi touchant les différents plans de la personne : physique, psychique et spirituel.

Para hantise : Terme employé en parapsychologie signifiant possession d'un lieu par une entité.

Pavo hantise : Terme employé en parapsychologie signifiant possession d'un lieu et d'une personne par une entité.

Plexus solaire : Situé au niveau de l'abdomen entre le sternum et le nombril.

Sérotonine : Messager chimique du système nerveux central impliqué dans plusieurs fonctions physiologiques comme le sommeil, l'agressivité, les comportements alimentaires et sexuels, ainsi que dans la dépression.

Stress post-traumatique : État de stress qui survient après un traumatisme. Les personnes dans cet état subissent souvent des rappels d'images (flashbacks) et des cauchemars où elles revivent les situations d'effroi qui sont à l'origine de leur traumatisme.

Synchronicité : Occurrence simultanée de deux évènements qui ne présentent pas de rapport de causalité, mais dont l'association prend un sens pour la personne qui les perçoit. C'est un concept développé par le psychiatre suisse *Carl Jung.*

SPM : Syndrome prémenstruel

Tapoting : Action de taper doucement un endroit spécifique du corps avec l'index et le majeur (EFT ou acupuncture).

Transmutation : Changement d'une substance en une autre; dans la philosophie Ho'oponopono : transmutation des émotions négatives en pure lumière.

Table des matières

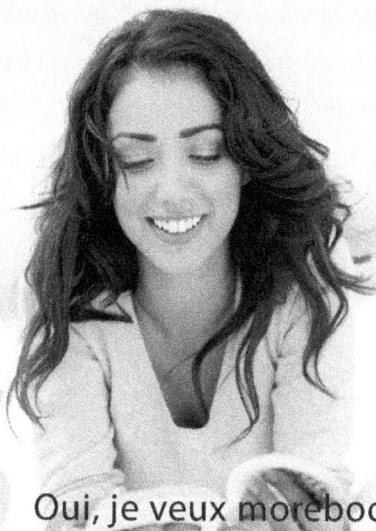